JN029969

TEAM BLUE

チーム・ブルーの挑戦

命と向き合う「やまと診療所」の物語

命と向き合う「やまと診療所」の物語

中島隆
Takashi Nakajima

大月書店

チーム・ブルーの挑戦

命と向き合う「やまと診療所」の物語

目　次

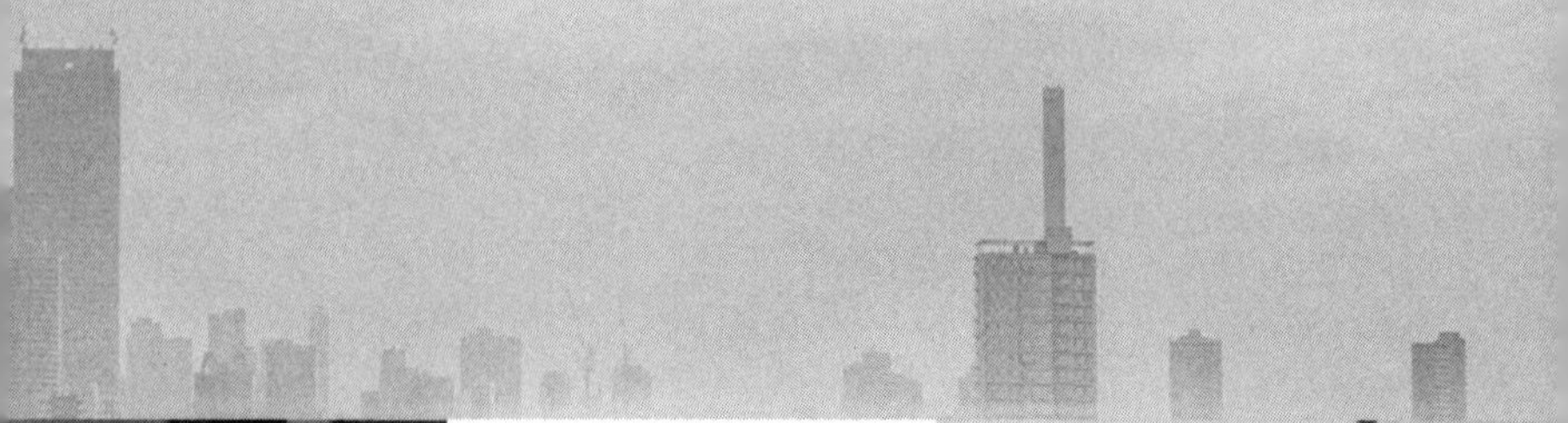

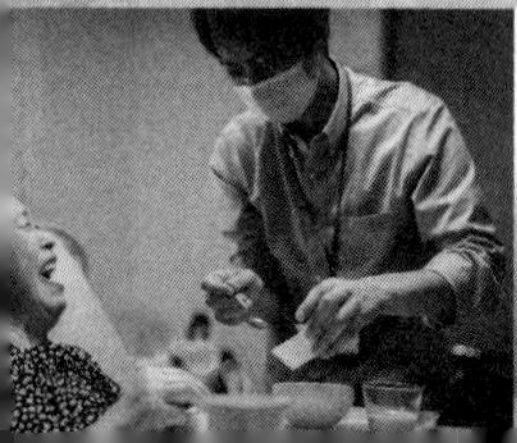

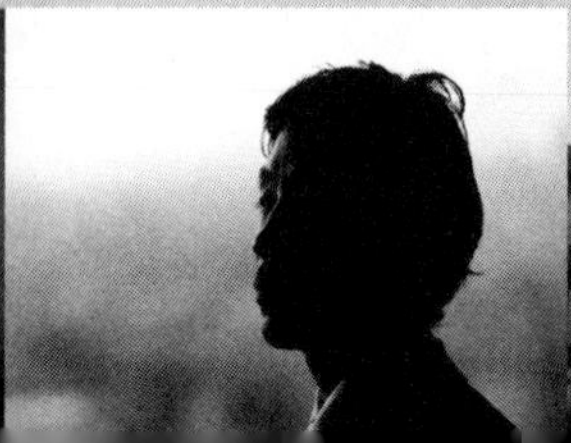

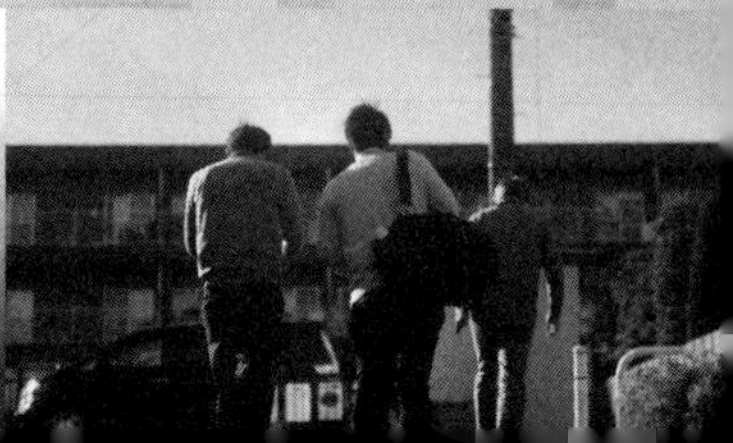

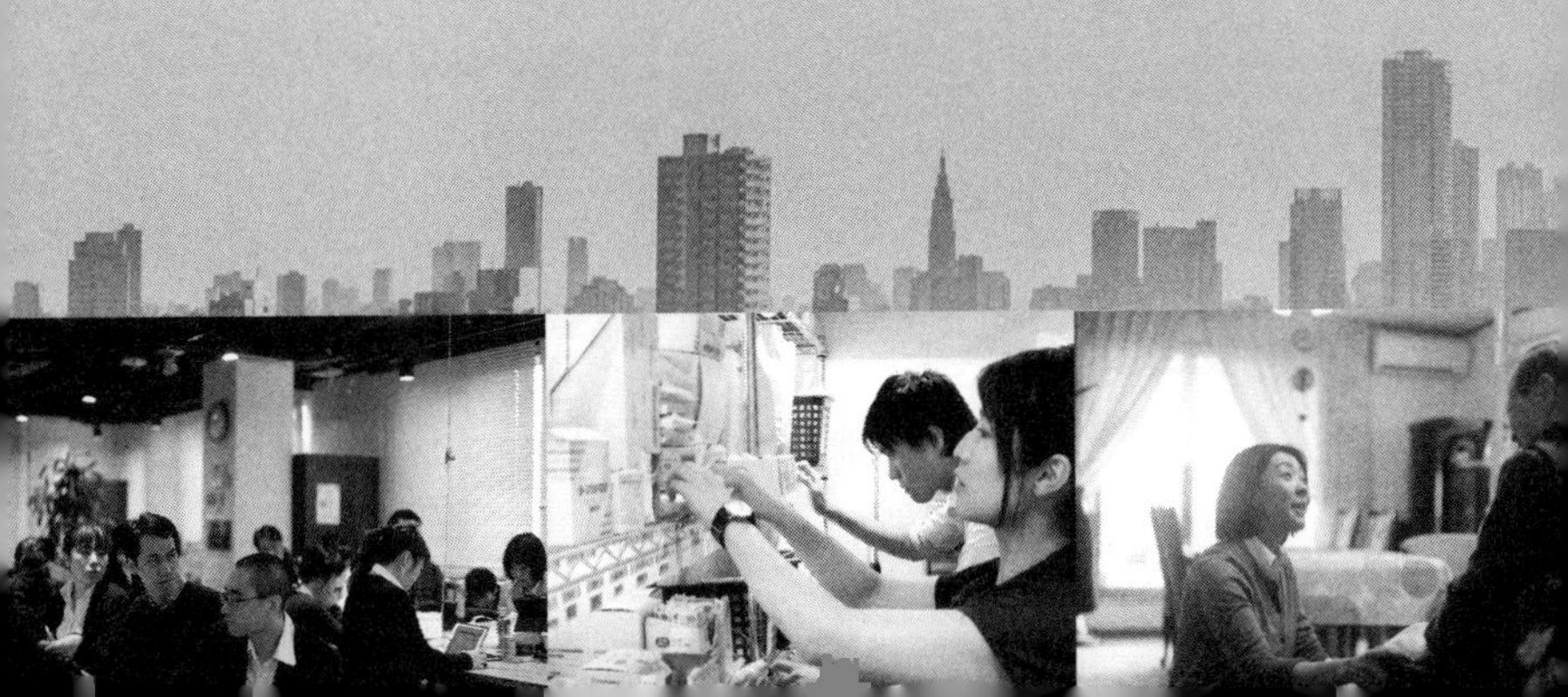

プロローグ――あのふたり、何者？

朝、東京の池袋から、東武東上線の各駅停車に揺られること10分ほど。「ときわ台」の駅につく。

そこから15分ほど歩くと、ほぼ長方形の3階建ての建物につく。看板は、こうある。

「医療法人社団　焔《ほむら》　やまと診療所」

ここは、「やまと診療所」が本拠とする事務所である。

焔とは、炎のことだ。

なぜ、この名前をつけたのだろう？

青い軽四の車が何台も止まっている。

青に、何か意味があるのか？

いくつもの疑問が浮かぶ。

とりあえず、レンタカーを借りて、スタッフが出てくるのを待った。

2020年の春のことだった。新型コロナウイルスの感染拡大が収まらない中で、「やまと診療所」の1日に同行させてもらうことになったのだ。

ただし、移動する車は別々に。だから、レンタカーを借りた。

そして、アルコール消毒、マスク着用を徹底すること。患者や家族には、本人たちの許可がなければ近づかないこと。

そんな条件のもとでの同行だ。

◇

新型コロナの感染拡大で、多くの尊い命が失われた。

有名人で言えば、志村けんさん、岡江久美子さん。そして、それぞれの家庭で、それぞれに大切な方たちが……。いまも連日のように、亡くなっている。

「やまと診療所」は、2013年に開業した在宅医療を専門にしたクリニックである。末期のがん、認知症……。確実に死が近づく、主に高齢の患者を診《み》る、それぞれの自宅を訪ねるかたちで。

2020年2月、新型コロナの感染が広がりつつあった中、「やまと診療所」のスタッフたちは身構えた。

自宅で治療を受けている高齢の患者は、何らかの病気をかかえている。コロナに感染させてしまうこと、それは「死」を意味するからだ。

そして、4月の声を聞いたころ、患者の受け入れを望む家族が、押し寄せてきた。病院に入院していた患者を在宅医療に切り替えたい、というのだ。

病院が感染源となってクラスター、つまり集団感染が発生したら、家族は病院に行けなくなる。入院中に患者がコロナに感染してしまったら、家族は近寄ることができない。

病院は対策を怠っているわけではない。けれど、現実に、各地でクラスターが発生していた。

病院から、「コロナ治療に集中したいから退院してください」と言われたケースもあった。

在宅医療が、頼みの綱だった。けれど、コロナ感染拡大の可能性を危惧《きぐ》して、受付をやめていた在宅医療の診療所もあった。

だから、「やまと診療所」に、ふだんの2倍の家族が殺到した。

「きょう退院するので、診てください」

「あす最期《さいご》を迎えるかもしれません」

そんなSOSを、「やまと診療所」は、すべて引き受けた。初めての訪問は診察、次の訪問で看取《みと》り。いくつも、そんなケースがあった。

新型コロナの最前線で、医療者ががんばっている。退院を促した医療者だって、好きでそうしているわけではない。

〈だから、私たちで、しっかり受け止めよう〉

しばらくの間、事務所に近寄らず、車に集合、解散。こまめな手洗い、アルコール消毒は当然。

少しでも具合が悪ければ休む。業者が持ってくるマスクだけでは足りなかったころは、街でスタッフが買った。患者さんが寄付もしてくれた。

発熱がある、軽い風邪の症状が4日以上つづく、そんな患者さんの診療では、部屋の換気を事前にお願いしたうえで、フェイスシールド、ガウン、手袋を装着するなどした。

「やまと診療所」のスタッフたちは、歯を食いしばりつづけていた。そして、たくさんの看取りをしてきた、涙とともに。

◇

とりあえずの最悪の危機を乗り越えたという判断の中での同行許可、だった。

朝10時ごろ、事務所からスタッフたちが出てきた。そして、3人ひと組で車に乗り込んでいく。

3人のうちのひとりは医者だ。白衣を着ていなくても、何となくわかる。で、あとのふたり。ひとりは看護師か？　残りのひとりは？

運転手？

カバン持ち？

青色の車のあとを、ついて行く。少しすると、一カ所目の患者宅へ。

患者は高血圧症をかかえる１００歳の女性だった。医師が患者や家族と話していると、あとのふたりは血圧や体温を測り、サササッと携帯端末に打ちこむ。医師が患者に聴診器をあてているとき、ふたりは家族と話をしている。患者も家族も、そして「やまと診療所」の３人も、笑っている。

笑いがたえない診察って、何なんだ?

あのふたりは看護師ではないようだ。だったら誰なんだ?

ますます疑問だ。

2カ所目は、狭心症をかかえる102歳の男性宅。さっきと同じように、3人は動いている。新型コロナの影響で大好きな相撲《すもう》が中止になって残念だ、と盛り上がる。

彼にとって、大相撲の中止は、残念を通り越している気がした。次の大相撲は、彼にはないのかもしれない。

そう思いながら見ていると、ここでもみ~んな笑っている。

看取り医療って深刻なものじゃなかったの?

で、あのふたりって、何者?

診察を終えて立ち去ろうとすると、それまで座っていた102歳の彼は、立ち上がって見送ってくれた。

そんなふうに5カ所まわって、午後1時前に休憩に入る。駐車場がある飲食店で昼食だ。

あっ!

いま気がついた。車での移動に、ムダがないのだ。出発前に、経路を入念に打ち合わせたのか?

カーナビの力か? いいや、ムダがなさすぎる、何かあるぞ……、何があるんだ?

そして、午後も5カ所ほどまわる。

青い軽四は、それぞれ1日平均10カ所をまわっている。

スタッフは、みんな気さくで明るい人ばかりだ。しかも全員、患者の命が消える、つまり看取りの現場で、生と死に向き合ってきているということだ。

そんなこと、簡単にできるの？

ハートの強さって、どこからくるの？

頭の中を、疑問の嵐が吹く。

そして、「やまと診療所」の院長、この人物が、また不思議な男だった。

日本でいちばん合格が難しい東大理科3類、つまり事実上の東大医学部を一発クリア。医師としてふつうに上を目指せただろうに、いま、在宅医療をしている。

すばらしい。けれど、不思議だ。

彼は、言う。「自分らしく死ねる世の中をつくる」と。

自分らしく生きる、なら何となくわかる。

自分らしく死ぬって、何？

院長に、愛読書は何ですか、と聞いてみたら、彼は、こう答えた。

『週刊少年ジャンプ！』

『ワンピース』、『鬼滅の刃』、『キャプテン翼』、『スラムダンク』……。

彼の口から、作品名が出てくるわ出てくるわ。よほど好きなのだろう。

でも、なぜ『ジャンプ』なの？

そして、「やまと診療所」は2021年4月1日、病院を開業する。病床数は120だという。

病院名を聞いて、驚いた。

「おうちにかえろう。病院」

おうちにかえろうって、どういうことなんだ？

❖　❖　❖

少子高齢化が止まらない日本は、これから確実に多くの人が亡くなる多死社会になっていきます。

死期が迫っているとき、多くの人は自宅で死にたい、と考えます。けれど、ずっと自宅で過ごすことはかなり難しいのが現実です。

そして受け入れてくれる施設を探すことになります。施設は入居の順番待ち。しかも、おカネがかかります。病院に入ると、自由が奪われます。国は病床を減らしてきていますので、入院するベッドのあきが出ないことだって考えられます。

じゃあ、どこで死ねばいいの？

そんな「看取り難民」が、どんどん増えてしまいそうです。

では、私たちは何を頼りにすればいいのでしょう。何を羅針盤《らしんばん》にすればいいのでしょう。

この本では、悩み、泣き、笑い、立ち上がっていく「やまとの諸君」を追いかけることで、一つの羅針盤を描いたつもりです。

なぜ青なの、あのふたりは誰なの、なぜ在宅医療をしているの。

自分らしく死ぬって、どういうことなの。なぜ愛読書は『少年ジャンプ』なの……。

それらの疑問を追いかけることが、羅針盤を示すことになるかもと考えるのです。

さあ、始めます。

まずは、いちばん気になっていることから始めますね。

医師といっしょに患者宅をまわっていた、あのふたりって、けっきょく何者？

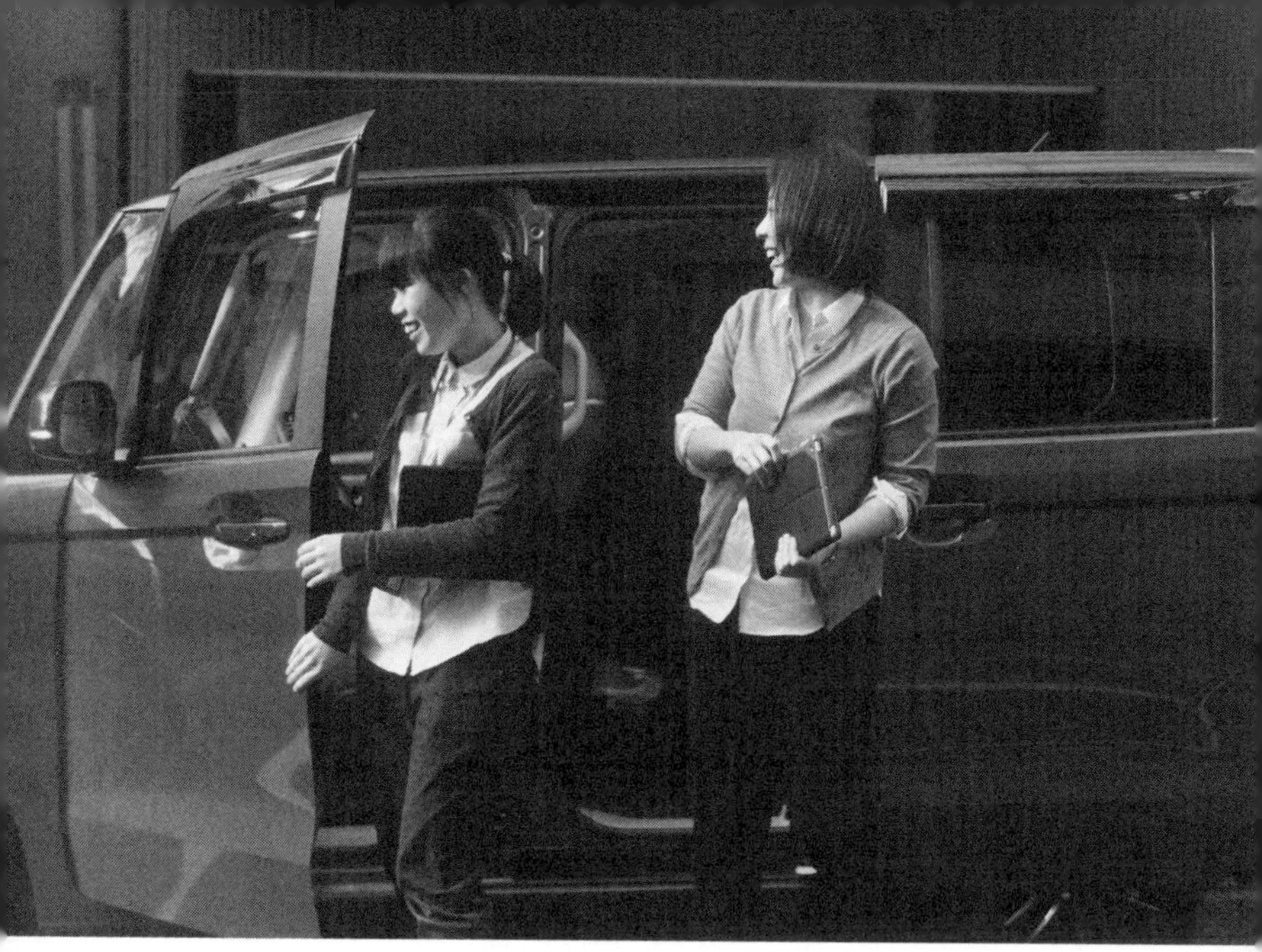

第 1 章

在宅医療PA

患者・家族と医療をつなぐアシスタントたち

東京の板橋区に事務所がある「やまと診療所」。毎朝、何台もの青の軽四自動車が、街に出て行く。

何をするのかというと、もちろん、患者宅を訪ねてまわるのだ。

それぞれの軽四には、原則として3人が乗る。

ひとりは、医師。

問題は、あとのふたりだ。

名刺を手に入れる。肩書のところには、「在宅医療ＰＡ」とある。アルファベットどおり、「ピーエー」と読むようだ。

でも、何のことだろう。

説明してもらった。

ＰＡは「Physician Assistant」の略。

もともとは米国で集中治療室などでの医療行為をおこなえる国家資格だった。

その名を借り、在宅医療の現場で働く医師の「スーパーアシスタント」として、やまと流に独自につくったポジションだ。

仕事は、軽四の運転、カバン持ち、カルテの打ち込み……。

いちばん大切な仕事は、患者やその家族と、医師、看護師、ケアマネジャー、ヘルパーらとの心をつなげる架け橋になることだ。患者と家族の立場に立ち、医師らに意見をすることだ。

つまり。

医師とＰＡたちは、仕事のうえでは対等。上下関係は、ない。

◇◇

プロローグで触れたように、ある1日に同行させてもらった。そのときの軽四を運転していたＰＡは、この人。

西山千草、１９８８年生まれ。

知識の豊富さ、技術の確かさ、そしてコミュニケーション能力の高さで認められた存在だ。２０２０年の春にマネジャーに昇格、後輩の指導役と、経営陣とＰＡとのつなぎ役も担っている。

「ですが、少し前までの私といったら、情けないかぎりです」と西山。

東京の板橋区出身。将来の夢など、な〜んにもない人だった。強いてあこがれた職業をあげよと言われたら、警察官。といっても、テレビで見て、かっこいい、と思っただけにすぎない。

大学も板橋区、その法学部に進んだ。勉強、少々。あとはテニスと飲み会サークルで過ごした。

就職活動は、氷河期で迎えた。エントリーシート、つまり履歴書を１００枚ほど書いて企業に出していった。

アウト、アウト、アウト！

たまたま入社できた電器店の事務員になる。仕事は伝票入力やお茶出し。３年ほど過ごした。

それは、2014年のことだった。すべてはネットサーフィンから始まった。

〈仕事、やりがいがない。転職しよっかな〜〉

検索していくと、病院事務にたどりついた。家族や親戚に医療関係者はいない。けれど、ふと、祖母のことが思い出された。

〈おばあちゃん、認知症だったなぁ〉

さらに、ネットサーフィン。

〈病院の事務かあ、なんだか安定してそう。でも、私にできるかな〜〉

そして、「やまと診療所」にたどりついた。2013年の設立で、認知症の患者を在宅で診ているとあった。

〈板橋区にあるって、地元だ。これも縁だな〉

事務員として入る。そのころは、まだPAという職種はなかった。

西山が働きはじめてまもない、ある日。院長に誘われて、在宅診療に同行した。患者と家族、そして医師たちがつくる雰囲気に、人と人とのつながりに、あたたかさを感じた。

院長に命じられるまま何回か同行、患者や家族といろいろ話し、医師に命じられたことをした。

そして、院長は西山に言った。

「在宅医療のPAという職種をつくる。やってみないか？」

「やります」

反射的に、西山は答えていた。もちろん、何をするのかわからないまま。

さて、始めてみたものの……。

診療で飛び交う医療用語が、何かの呪文に聞こえた。そこで、全部カタカナにして記録し、あとで調べた。医師や看護師たちがていねいに教えてくれたので、救われた。

試験もあった。

担当する20家庭、その患者や家族の名、病名、運動能力はどこまでなのかを答えるテスト。在宅医療の知識を問う100問のテスト……。クリアしていった。

〈できるところまでやる。私は変わる〉

人生に目標がなかった西山に、目標ができた。努力して、努力して。けれど、簡単にできる仕事ではない、とも感じた。

自分は看護師でも介護福祉士でもない、ましてや医師ではない。自分に資格は、何もない。それなのに、自分の言葉が、患者や家族の今後を左右してしまうかもしれない。

〈正直、怖い〉

その恐怖を乗り越えたくて、必死になって勉強し、現場での経験を積んで、いまがある。医師に、からかわれることがある。「初めは日本語をしゃべってなかったね」と。

数多くの看取りをしてきた西山にとって、教訓になったケースがある。

ＰＡになって1年ほどたったころのことだ。ある高齢の夫婦を担当した。認知症の夫を、妻の久子さん（仮名）が世話する、いわゆる老老介護の夫婦だった。

久子さんは、「誰の手も借りない」と言い張った。「ヘルパーさんの力を借りましょう」などと西山は提案していった。けれど、久子さんは「必要ない」を繰り返した。

〈なぜ拒否するの？〉

西山は、久子さんのことを知ろうと、来る日も来る日も、話を聞いた。

久子さんは、「夫の世話は私がする。ギリギリまで」、と思い詰めていた。自分ひとりでは限界があるのはわかっているけれど、認めたくない。

そんな心の状況なのに、西山から次々に提案をたたみかけられたものだから、心を閉ざしてしまったようだ。

〈私がこうしたい、ではなく、久子さんがこうしたい、だ。いつのまにか主語が「私」になっていた。主語は「久子さん」だ〉

西山は、久子さんが、どうしたいかを軸に動いた。それが、この場合は久子さんに寄り添うことだ、と思って。ほどなくして、夫は逝った。落ち着いたころ、西山が電話をしてみると、受話器の向こうから久子さんは言った。

「あなたの声を聞くと死んだ夫がそこにいるよう。本当にありがとう」

自宅にいる患者と家族。その人たちをチームで支えていくのが在宅医療、チーム医療だ。

西山は、ときどき、チームのメンバーを見渡す。ドクター、ナース、ケアマネジャー、ヘルパー。みんな資格をもつ人だ。医療・介護のプロフェッショナルだ。

〈私はどうなの?〉

一人前のPAになるため、たしかに努力はしてきた。

〈いざというとき無力である無資格者、そんな私が、できることって……〉

それは、患者さんやご家族、医者たちプロフェッショナルの間にあるすき間を埋めることだ。人と人の心をつなげることだ。それなら資格はいらない。

医師や看護師がやりづらい仕事も、私だったらできることがあるぞ。患者さんやご家族に聞きにくいことがあっても、私なら聞ける。

「私、まだまだです。理想のPAって何だろう、それを追い求めつづけます」

そう語る西山。目が、うるうるしてきた。

❖　❖　❖

在宅医療PAは、医師でも看護師でもありません。医療関連の国家資格をもっているわけではありません。だから医療行為はできません。

たとえば、ガーゼをはずすのはＯＫですが、薬を塗るのはＮＧです。医療行為か否かの境界線を、ＰＡは徹底的に仕込まれています。

ＰＡの採用基準は、人柄に尽きます。学歴、経歴、不問。だから、前職は、いろいろ。目の前にいる人の幸せが自分の幸せだ。そう言い切れるかどうかです。

ただし、修行は甘くありません。医療の現場に立つのですから。その行動が、人の生死にかかわるのですから。働きはじめてからの1年で3分の1は離脱してしまいます。1年を過ぎることができたら、続くのだとか。

採血準備、点滴介助、訪問薬剤導入手続き、車いすへの移乗……。ＰＡにはさまざまな技術が求められます。「やまと」の事務所の壁には、ＰＡそれぞれの星取り表がはってあります。一つクリアしたら星一つ、さらにクリアしたら星一つ。そのたびに星がついていきます。

そして、およそ3年間の修行をこなし、スキルや取り組む姿勢の試験に合格すると「認定ＰＡ」と呼ばれます。一人前の証しです。

通常は、朝9時から夜6時までの勤務です。けれど、死は待ってくれないこともあります。「やまと」に、ＰＡの存在は欠かせません。うたい文句や努力目標ではなく、本当に「24時間365日対応」を実現できているのは、ＰＡという存在があってこそです。

患者に何か異変が起きたとき、心配や不安でどうしようもないとき、家族は担当のＰＡか、「やま

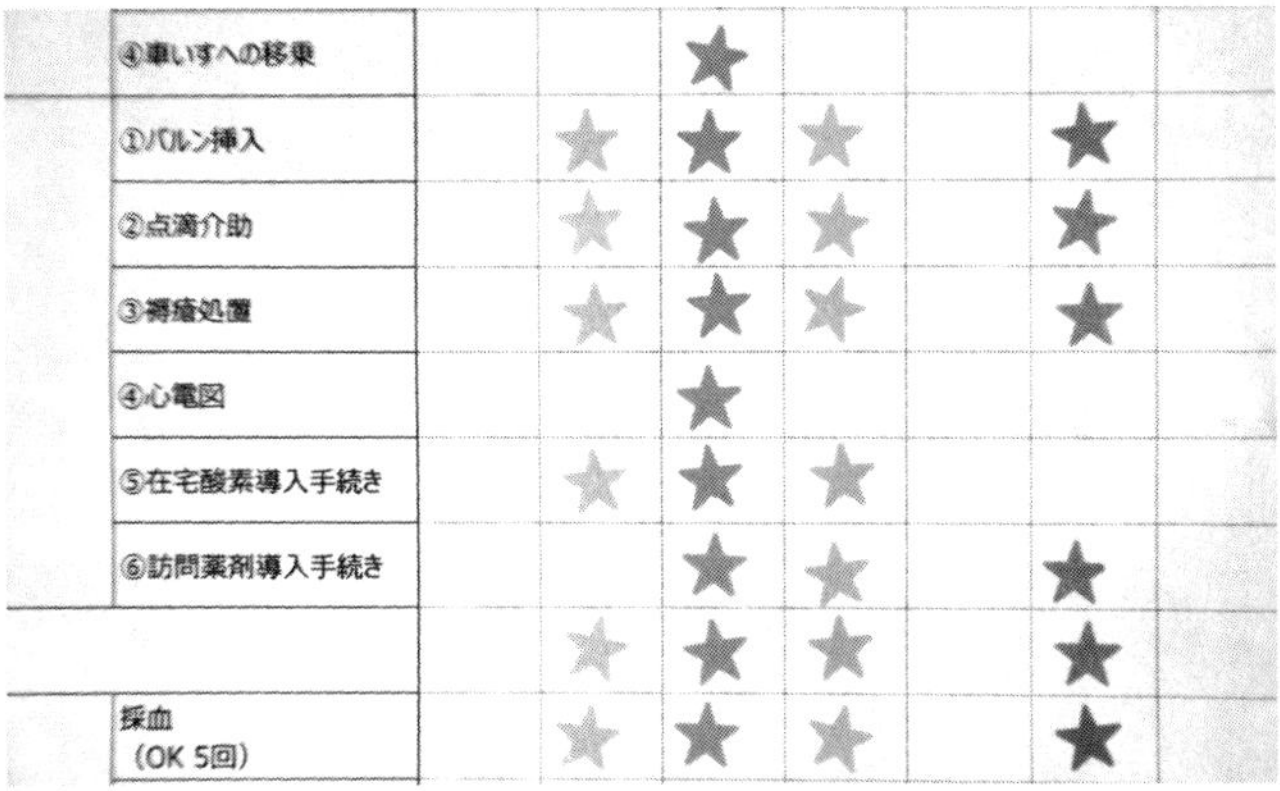

星取り表

と」に電話します。診療所には当番のＰＡが待機しています。だから、かならずつながります。そして、動きます。

ＰＡの月給は21万円からスタートし、上がっていきます。けれど、月給の原資を、ＰＡが稼《かせ》ぐわけではありません。ＰＡの仕事で保険の点数が稼げる、わけではないのです。その分は、すべて医師の診療報酬《ほうしゅう》でまかないます。

つまり、ふつうなら、ＰＡの月給分がコストアップとなり、診療所の経営を圧迫してしまうことになります。

ところが、「やまと」では、コストアップを吸収しています。その秘密は、これです。

１日あたりの訪問件数の多さ。

医師が家族と話をしているとき、ＰＡは患者の血圧や体温を測り、もうひとりのＰＡに報告する。医師が患者を診察しているときに、ＰＡは家族と話をして情報収集をする。

そういう役割分担で、ていねいに、笑顔の中で診察をおこないます。医師は、医師にしかできない仕事に専念できるので、効率よく巡回できます。だから、1日に10件以上まわることができるのです。

医師の人材採用に経費がかからないことも、大きいのだそうです。たとえば医師をひとり採用するときに、紹介会社を使うと200万〜300万円はかかります。

「やまと診療所」の名は、医療関係者の中でかなり有名になってきました。在宅医療を志そうとする医師が、みずからやってきます。そんなコスト削減も、PA制度を支えています。

◇

佐々木優（1985年生まれ）は、30歳でPAになった。前職は、これだ。

熱帯魚ショップの店員。

東京都出身。高校を卒業し、コンピューターグラフィックス（CG）をしたくて専門学校に通う。だが、センスのなさを痛感し、CGの道を断念。子どものころから熱帯魚が好きだったので、ショップのバイトから正社員に。

ディズニー映画「ファインディング・ニモ」の影響で、熱帯魚ブームが起きた。あちこちに店ができた。けれど……、ブームは去る、あっという間に。

30歳になろうとしていた。店員の仕事は楽しかった。ただ、自分にとって一生の仕事にできるかと言えば、疑問符をつけざるをえなかった。

〈人生の節目を迎えるんだぞ、ボクは〉

転職サイトを幅広く検索していく。建築、イベント関係、事務職……。

「やまと診療所、ＰＡ募集」とあった。

〈ＰＡって何だ？〉

イメージがわかない。でも、引っかかって、ほかの画面に移れない。思い出していた、25歳からの4年ほどで、３人の身内を亡くしたことを。

ひとりは、肝臓をわずらった祖母。「家に帰りたい」と言っていたけれど、入院したまま死んだ。

ふたり目は、おば。通院しながらがんと闘い、会社で働いていた。無断欠勤を心配した会社の同僚が自宅を訪ねると、倒れていた。

３人目は、おじ。がんとわかって病院に入院。「まだ、したいことがある」と言いながら、病院で死んだ。

〈３人の死を看取れなかったなぁ〉

その自責の念が、佐々木の心によみがえった。

「やまと」の説明会に行ってみた。おとなしそうな女性が出てきた。ＰＡだという彼女は、体験談を語った。

「いちばん最初の看取りのときでした。先輩たちはテキパキと動き、遺族のみなさんにもいろいろ話をしていました。私は何もできませんでした。悲しいじゃないし、悔しいでもないんですが、私に何かの感情がありました。その何かを知りたくて、いま、ここにいます」

もっとPAのことを知りたくなった。佐々木はスタッフに申し出た。そして、患者宅への訪問に同行させてもらった。これまで自分がもっていた医療のイメージとまったく違うことに、驚いた。

それまでのイメージというと――。

病院で長時間待たされて、医師の診察は型どおりに5分。そして、「お大事に」と薬の処方箋《しょほうせん》を渡されて、終わり。

患者宅で見たものは――。

医師が、患者と家族の目を見て、いろいろと話している。PAがササッと診察の準備をする姿は、舞台の黒衣《くろご》のよう。医師が患者と話しているとき、PAは家族と話をしている。医師が家族に向き合っているとき、PAは患者と向き合っている。

見事な役割分担だった。しかも、患者も家族も、医師もPAも、みーんな笑っていた。

佐々木は「やまと」に入った。医療用語がわからなくて、彼も苦労した。努力もしたし、みんながフォローしてくれた。

忘れられないのは、末期のがんだった90代のおじいちゃんのことだ。妻のフサさん（仮名）とふたりの娘さんは、おじいちゃんの体調が悪くなるたびに、「病院に入れたほうがよいのでは」と言った。医師、看護師、ヘルパー、そして佐々木は、フサさんたちと話し合った。同じ話の繰り返しでもかまわないと、何度も何度も。それが、寄り添うことだと思ったから。

おじいちゃんは、家で静かに息を引き取った。佐々木があいさつに行くと、フサさんは言った。

「家で見送ることができて、本当によかった。あの人に恥じないよう、私たちは生きていきます。そう思えるのは、みなさんのおかげ。本当にありがとうございました」

もちろん、すべてのケースがうまくいくわけではない。失敗もある。佐々木は言う。

「患者さんや家族の方が、仮に自暴自棄《じぼうじき》になっていたとしても何かしらの希望がある。その希望は何なのかを引き出し、正しくかなえることができたら、と思っています」

❖ ❖ ❖

在宅医療は、患者の家をまわります。

一般的には、医師と看護師とアシスタントでまわるか、医師と看護師でまわるか、です。テレビドラマでよく見るパターンは、白衣の医師と看護師でまわるパターンでしょうか。

医師と看護師は、医療に関するプロです。いつも同じ意見になればいいのですが、医師が言うことと、看護師が思うことが、異なることがあります。

ふたりで意見を戦わせることは、しないでしょう。医師のほうが立場が上、が一般的ですから。

患者や家族との信頼関係を築くのは、誰になるでしょう。たいていの場合は、医師です。患者や家族は、医師の言うことには従います。こっちはシロウト、あっちは、超絶プロですから。

すると、すべてが医師のペースで、ことが進んでしまいます。医師を中心に地球がまわります。患者や家族の想いは、どこかに行ってしまいます。

医師は基本、病気を治したいと考える生き物です。病気を治したいと思って、けんめいに勉強し、研修、経験を重ねています。誰も見ていないところでメスの練習をし、手術のシミュレーションを重ねている。そんな話を聞いたことがあります。病院には、さまざまな最先端の医療機器。治したいという気持ちがわくのは、当然です。

そんな医師の思い。進む核家族化。住宅事情などがあいまって、日本では約8割の人が病院で亡くなっています。家で死ねる人は1割ほどしかいません。この現状を逆転させたい。それが、「やまと」の願いです。

だって、多くの人が、最期の場所は家がいい、と思っているのですから。並大抵の努力ではムリですが、患者と家族の希望がかなえられる社会にしたいと、「やまとの諸君」は思うのです。

医師と看護師だけに任せると、それは実現できないでしょう。医師も看護師も、患者につきっきりとはいきません。時に、違う人が患者宅を訪ねることになります。

初めて来た医師や看護師に、「こんなに悪いんだ、入院させないの？」とボソッと言われたとします。せっかく自宅で病と向き合う決意をした患者や家族が、ゆらぎます。不安に思ってしまいます。

とある医師は自戒《じかい》をこめて、自嘲《じちょう》します。

「医者の半分は、人とのコミュニケーションが下手です。コミュニケーション障がいがある、と言っていいほどです」

患者や家族の想いに耳を傾けることが苦手なのです。だったら、想いを誰が聞くのですか。誰が医師に主張するのですか。

それが、ＰＡ、なのです。

いわゆるアシスタントたちは誰のためにいるのか。それは医師のためです。医師の医療行為を助ける存在です。

では、ＰＡは、誰のためにいるのか？

それは、患者や家族のためです。「やまと」では、患者や家族の想いをかなえなければ、患者や家族の役に立たなければ、ＰＡは仕事をしたことになりません。

医師や看護師からも「ＰＡがいて助かる」と思わせなくてはなりません。

だからＰＡは運転しますし、カバンは持ちますし、脈拍チェックや検温など、医療の資格がなくてもできることをします。医師が医療行為に専念できる環境をつくっているのです。

さらに、在宅医療で大切なことは、患者や家族の情報です。それをいちばんわかっているのがＰＡです。

「やまと」では、ＰＡは４～５人のチームで２００～２５０人の患者を支えます。だから、24時間

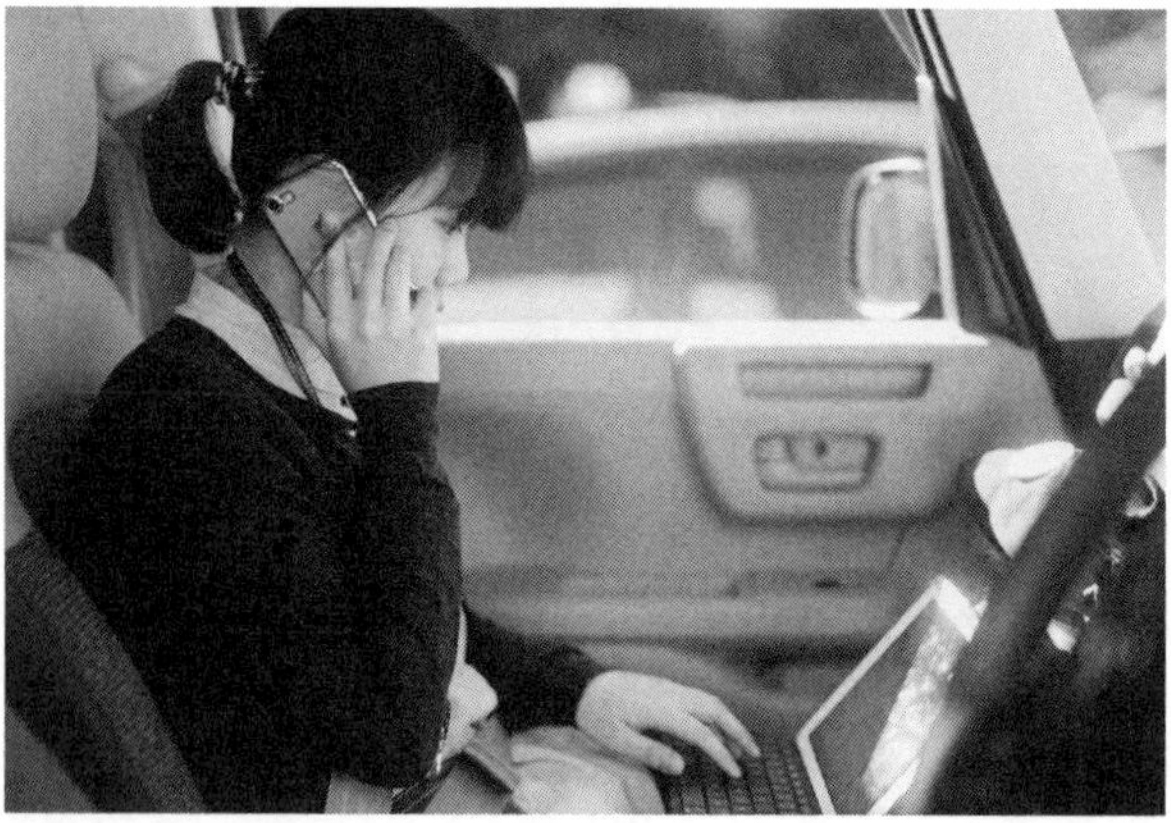

患者・家族・他事業所とのこまめな連絡は欠かせない

３６５日対応ができます。

患者ひとりにつきメインの担当をふたりずつつけるので、ＰＡひとりでメインに担当する患者は１００人ぐらい、となります。

この仕組みをつくった当初、患者や家族から「医師と直接、つながらない」とＰＡたちは文句を言われたそうです。ていねいに仕組みを説明し、診察を重ね、看取り。そして最後、家族にＰＡは言われます。

「あなたがいてくれて、本当によかった」

いま、「やまとの諸君」が診ている患者は１０００人ほどになりました。患者さんが家にいられる時間は、平均２カ月ほど。10回近く訪問するのですから、絆が生まれます。看取る人数は、年間４００人を超えています。日本屈指《くっし》の数になりました。

ある新人ＰＡの日報より

内勤で東新町に行くと、いろいろな人から「荒川はどう?」と聞かれることがある。

(筆者注:東新町とは、事務所がある板橋区の地名です。荒川とは、東京の荒川区のことです。「やまと診療所」は、荒川にもちょっとした拠点があります)

私は、まずひと言めに「楽しいです!」と返している。本当に無意識に出ている言葉なのだが、いつも、ひと言めの答えは同じだなと、ふと気づいた。

「楽しく仕事をする」というのは、私のいちばんの望みだ。

先生や先輩方がやさしかったり、おもしろかったり。毎日学ぶことが多くて。できないことも多い。けれど、できるようになったこともあって毎日が充実している。

でも、最近いちばんうれしいのは、患者さんと会話ができたときだ。何かひと言でも患者さんとお話ができると、その日はいい日だったな、楽しかったなと思える。

今日はいままででいちばん長く患者さんとお話をした。

患者さんと私がふたりきりになってしまい、最初は何を聞こうか悩み、たどたどしくなってしまったが、患者さんは、いろいろな話をしてくださった。

「何も楽しみがない」と言われたので、「私は今日こうやってたくさんお話しできて、うれしいです。またいっしょにお話ししてください」と言った。

「とくに、おもしろいことも言えないなあ」と照れ臭そうに笑っていらっしゃった。

患者さんと話せて楽しい、仕事が楽しい、という気持ちはこれからも忘れない。

昨日は緊急で引き受けることになった新規の患者さん宅に行った。18時ごろ訪問して、業務が終わって帰宅した。23時ごろ、電子カルテを見返していたら「お看取り」とあって、あっけにとられた。

数時間前にお会いしたばかりの患者さんが亡くなった、という事実。「生きて死ぬ」の感覚は、まだ全然つかめていない。

いま訪問している患者さんもみな、いつかは亡くなってしまうのかと、ふと悲しくなって涙が出た。でも、だからこそ、いまの時間を一つひとつ大切にしよう。

今朝、亡くなった患者の奥さんからとても感謝されたという話を聞き、安心した。急な新しい患者さん、1日にも満たなかったけれど、やまとがかかわった意味はちゃんとあったんだな、と。

きょうも先ほど、お看取りになった患者さんがいた。昨日訪問した患者さんのおひとりだった。私は昨日、最後に目を合わせて「またお会いしましょう」と言った。その言葉は、かなわなかった。

楽しさもあれば悲しみもある。在宅医療って奥が深いし難しい。でも、すべてを含めて好きだ。

私が携わっている仕事は、たしかに誰かのためになっている。

今週末は久しぶりに母に電話して、仕事の話をしてみようと思う。

(浅野七南帆)

（筆者注：読みやすくなるよう、漢字をひらがなにしたり、段落をつくったりなどしています。内容は変えていません。以下も同様）

◇

山内美郷（1991年生まれ）は、2018年にPAになった。

北海道の函館出身。東京の私立大学の「コミュニティー福祉学部」に入った。

人間一人ひとりが幸せな暮らしを実現できる社会をつくる。

それが学部の目的。いまの仕事につくことを暗示していたのかもしれない。

学生たちとかかわりたくて、ある医科大学への就職が決まった。だが、配属は付属病院。その事務の仕事についた。

社会人になって3年目のころ、ホスピスで過ごしていた父が死んだ。親身になってくれた看護師や事務員のおかげでよい最期の時間が過ごせた。

〈私も、よい最期のお手伝いをしたい〉

ネットに、「PA募集」、とあった。経験ゼロでもできる仕事だとあった。

〈これだ。これしかない〉

山内はPAになった。

PAになって1年たった2019年、ある80代の女性がん患者を担当した。

本人は、「最期はホスピスで」と言っていた。

けれど、みるみる衰え、自宅にいたいという思いが強くなっていく。世話をしていた娘さんが、話してくれた。

「母も私も、自宅は生きる場所だ、と思ってきたのです。死ぬ場所ではないと思ってきたのです。でも……」

診察は2週に1日で、長ければ1時間ほど。診察したある日の夜8時ごろ、気になったので、山内は電話をかけてみた。娘さんが出た。

「母が衰えていくので不安でなりません。安心しました」

診察は長くても1時間で終わる。でも、家族はずっと患者のそばにいる。ＰＡからの1本の電話が力になるのだ。

〈診察以外に流れる時間を想像し、患者とご家族にかかわろう〉

そう山内は肝《きも》に銘《めい》じた。

◇

2020年1月、女性は亡くなった。娘さんが言った。

「家で看取ることができると思ってもいませんでした。みなさんのおかげです」

いいえ、いちばんがんばったのは娘さん、あなたです。

ある3年目PAの日報より

涙の理由を考えよう。

たしかに、涙の理由を考えてもいいことなんてないかもしれない。ただその場の感情で泣くこともある。

しかし私は、涙の理由を考えて、自分を深く見つめるべきだ。

なぜなら、自分を深く見つめると、これからの自分の仕事への姿勢を変えられるからだ。

入職してもうすぐ1年。患者さんとのかかわりが増えてくるにつれて、旅立ちを見送ることも多くなってきた。何度もお看取りの現場で涙が出た。

昔から、ケンカしたり、うまくいかないことがあったり、感動モノの番組を見ると、かならずと言っていいほど泣いていた（卒業式等の行事で泣いたことはない）。

そんな私だったから、お看取りの際にご家族の方が涙を流されていると、へんな話、つられて涙が出るんだろうなぁと思っていた。

でも最近、「涙が出るお看取りとそうじゃないときの違いは？」と問いかけられて、考えてみた。かかわる時間の長さもバラバラ、なかには初めてお会いして、そのあとすぐにお看取りになった方もいる。

出した答えは……

「家にいたい」という思いを知り、支えたいと思ったとき、涙が出るのだ。

自宅に戻って好きだったお酒を飲めることが幸せだと言っていた人。自宅のここが定位置なんだと笑っていた人。最期まで、家でできるかぎりのことはしてあげたいと言っていたご家族。

自分が何ができたかはわからない。何もできなかったことも多い。だけど、「家にいたい」という思いに触れ、先生（筆者注：医師のこと）と先輩が環境調整しているのを見て、また、いっしょにサポートさせてもらうことで、思いに寄り添うやり方を学んでいる。

最期のときを迎え、自宅で過ごせてよかった、と泣きながら笑うご家族と、いっしょに泣く。「本当にありがとう。いっしょに泣いてくれてありがとう」と言われて、また泣く。

初めてこれを経験したとき、アシスタントとしての自分のあるべき姿が見えた。いままで1日を無事にまわりきることだけに必死だった自分に気づき、同時に「思いを知り、支えたいと思う」ことは、私自身、今後の仕事への姿勢のベースになるのだと感じた。

いま、どうしても支えたい人がいる。

誤嚥《ごえん》性《せい》肺炎を繰り返して徐々に状態低下が進んでいる方。同居している奥様が献身的に介護をしている状態で、息子さんとともに今後をどのように過ごすか話し合っている最中である。

息子さんたちは、献身しているお母さんが倒れるのが心配だから、父親を入院させたい。奥様はここまでがんばってきたのだからずっと家で過ごさせてあげたい。

物品のお届けで少しご自宅にお邪魔したとき、奥様は言った。

「主人、元気なときはカラオケに行くのが大好きだったの。だからいまは美空ひばりとか歌謡曲を流して聴かせているの」

「息子の心配な気持ちはすごくわかる。でも……」と思いを打ち明けてくださった。

また涙が止まらなくなった。

よくないことだとは思うけれど、私個人の感情も入ってしまう。旦那様のために千羽鶴まで折って、支えている奥様のお手伝いがしたい。

泣いてしまうことが良いことなのか悪いことなのかは、わからない。だけど、その理由を考えて言語化してみることで、また一つ自分の中で得られたことが増えた。

（笹川里奈）

（筆者注：一部、省略しました）

◇

大谷竜（1996年生まれ）は、元高校球児。成田空港の警備員、とび職をへて2017年、「やまと診療所」に入った。

とびは、工事現場などで働く人。世の中になくてはならない仕事だが、危険とつねに隣り合わせだ。兄に言われた。

「年をとってもできる仕事なのか？　先のことを考えて職業を選んでいるのか？」

大谷は、自分のことを考えてみた。

兄の指摘は、もっともだ。

〈でも、オレは勉強してないしなぁ〉

そんな自分でもできる仕事があるのか調べていくうちに、やまと診療所のＰＡに行き当たった。見学に行ってみた。自分より2歳ほど上の女性がＰＡだと言って働いていた。見るからにオドオドしている。

〈オレも彼女と同じだ。ドキドキしてる〉

ところが、いったん患者宅で仕事が始まると、テキパキと動いている。大谷は、思わず言ってしまった。

「すごいなあ」

大谷は、人とのコミュニケーションが苦手だった。警備員やとびは、それでもよかった。けれど、ＰＡだと患者や家族とのコミュニケーションは欠かせない。

患者宅で、試行錯誤《しこうさくご》する日々。患者や家族から、また来てくださいね、と言われるのが、うれしくて、うれしくて。

さらに、一つでも二つでも、新しくできることが増えてくる。

〈よし、次の一歩だ。前に進むぞ〉

医者がいれば医療はできる。ずっとそう思ってきた。医療の素人《しろうと》にもできることがある、いや、素人の力も大事なのかもしれないと。

「私にとって、忘れられない看取りがあります。それは、2017年、PAになって初の看取りのときでした……」

いつものように、医師とPAふたりで訪ねた患者宅。患者は60代の男性で、末期のがんだった。診察をしているとき、男性は息を引き取った。

男性は苦しがった。医師や先輩PAはテキパキと動いていた。大谷はというと、何をしたらいいのかわからず、動けない。人生初の看取り。大谷は座りこんで、ただただ、泣いた。患者の家族さえ泣いていなかったのに。

悲しかった。怖かった。だから泣いたのか。違う。

何もできない自分が悔しかったから、泣いたのである。

90歳代の女性がいた。末期のがんで、認知症も進んでいた。病院の集中治療室に入れられていた。本人は、自分の意志を伝えられない。けれど、家族は本人の意志を聞いていた。

「私は家にいたい」

家族の希望も、最期は自宅で、だった。

病院の医師は、家に帰るなんてありえない、と言っていた。

家に戻って一週間後、その患者は亡くなった。ご家族が、わざわざ、「やまと」に来てくれた。医師がいなかったせいもあったかもしれないが、大谷に言ってくれた。

「家に帰れてよかった。感謝しています」

ささいな〝成功〟一つひとつが糧《かて》である。


石原健太郎、1991年生まれ、東京出身。

高校を中退し、大工になった。マンションや病院などの建築にかかわった。

だが、20歳前、病に倒れてしまった。病院に搬送され入院生活を送る。医師は言った。

「原因は、よくわかりません」

自分は治らない病気をもっている。そのモヤモヤを胸に、大工の仕事をつづけていたのだが……。

28歳のときに、ふたたび体調を崩し、ぎりぎりの状態で病院に運ばれた。二度目の入院。石原は、「死」を意識した。

病院のベッドの上で、白い天井を見上げる日々。

〈大工ではない仕事をしてみたい〉

そう考えた。自分は生かされているのだから、悔いのない生き方をしたい。

自分の命を救ってくれた医療。自分のような者でも、何かできる仕事はないだろうか。探して、探して、「やまと」のＰＡにたどりついた。

生きている意味って何だろう。石原は日々の仕事を通じて、その答えを見つけようとしている。


永瀬太輔、１９８１年生まれ、埼玉出身。元居酒屋の店長だった。刺し身と、もつ鍋と、焼酎と。地元では有名な店にした、そんな自負があった。

〈居酒屋は、オレの天職だ〉


けれど、経営者と路線の違いがはっきりした。独立しようかなとも考えた。

とはいえ、何をするにもチームをつくる力が必要だと思った。チームでできる仕事ってないだろうかと探り、行きついたのが、「やまと」のＰＡだった。

大病したこと、ない。めったに風邪はひかないし、薬も飲まない。そんな自分でも……。


〈チームのみなさんと手をとりあえば、何かができるはずだ〉


そう信じて、ワクワクしながら２０１７年に入った。多くの看取りをしてきた。

ＰＡになって3年たったころのことだった。

おじいちゃんの最期を、小学生の男の子が泣きながら見る。そんな看取りがあった。

永瀬は、少年に言葉を……、かけられなかった。何を言っても涙が出そうだったから。

この出来事をチームのみんなに話す中で、永瀬は思った。

故人と過ごした楽しい思い出を話せる相手になりたい。

家族の涙を、笑って流すことができる涙にしたい。残された人生を笑顔でいてほしいから。

居酒屋の店長をしていたとき。そこに当たり前のようにある店、お客さんの生活の一部にあるような店を目指していた。

いま、患者と家族の心のそばに当たり前のようにいたい。かゆいところに手が届いて、看取りのときも当たり前のようにいたい。

私は、そんな仕事人になりたい！

チームのみんなといっしょに考え、進む。

❖

あだ名は「おしゃべりおばけ」、ＰＡになって３年の日報より

自分はなんでココに来たんだろうと思い出してみる。

「自宅で自分らしく死ねる。そういう世の中をつくる」に惹《ひ》かれたのはもちろんだが、それはきっかけ。

まわりで死が多かったし、自分も死のうと考えた経験もあるので、死は自分にとって身近なものだった。だから、死というネガティブなことに向かっていく時間をなんとかできないか、死に向かっていく時間に対して何かできる人間になりたくて、来た。

でも、それ以上に、最初に見学に来たときの「やまとの2階」の雰囲気が決め手だったように思う。

（筆者注：事務所の2階にはいくつものテーブルといすが置かれていて、PAや医師たちが打ち合わせや全体会議をしています。どのいすにすわろうが自由です）

初めて見学・面接に来た日は仕事の都合がつかずに19時からの説明会だった。

そのときに「どうですか？」と聞かれて、「遅い時間に働いてるというのはおいといて、こんなにみんなが残って熱心に仕事に取り組んでる、質問し合ってる職場っていいですね」と答えた。

死とか、命の現場とかいろいろあるけれども、何よりも「職場の雰囲気」が決め手だった。

新卒で、いわゆるブラックで営業をしていた。支社に戻れば決められたデスク、シマで、みんな無表情でパソコンに向かう。

カタカタカタ、パチーン……

電話では、疲れた声で顧客に謝りつづける。上司の怒声が響く。コミュニケーションのない職場の雰囲気は、なんとも辛かった。

その次の職場でも、言われたことだけをやればいいと言われ、仕事のための資格をとらされて、上司の意見に合わないことを言うと不機嫌になられて、空気が重くなる。

そんな働き方が、嫌でしょうがなかった。だから「やまとの2階」がとてもあたたかく、楽しい雰囲気に感じられて、ココで働きたいと思った。

私は、「みんなが熱心に、質問し合ってるあたたかい職場」を大切にして、「情熱をもって安心して働ける職場」をつくっていきたい。

◈

髙橋朋之、1990年生まれ。

名古屋生まれの東京育ち。小学校の高学年から、いわゆる不登校。親に怒鳴られるが、学校には行かなかった。

中学もほぼ不登校。定時制の高校に進む。

高校3年のとき、父ががんで、病院で死んだ。

ふらふらしている自分、このままじゃまずいことになるぞ。大学に行こうと思った。

高校を中退し、大検、いまの高卒認定試験を受けるための勉強を始めた。

20歳過ぎの青年が、小学校の勉強から始めた。塾の講師は、根気強くつきあってくれた。

そして、私立大学の経済学部に入学。

喜んでくれた母が、家で倒れ、とつぜん、帰らぬ人となった。

大学を卒業し、塾の営業の仕事を始めた。でも、自分がしたいことは違うという思いが募《つの》ってくる。

両親だけじゃなく、友人も病気で失ってきた。髙橋にとって、死は身近だった。

死にゆく人たちの気持ちを知りたい。そう思って、2019年、「やまと」のPAになった。PAの仕事に突き進むため、何か原動力になることはないか。模索中である。

◇

さまざまな過去からPAになってきた若者たち。彼ら彼女らを、厳しくもあたたかく見守っているベテラン医師がいる。

「やまと診療所」の副院長、柳澤博。

「やまとの諸君」の最年長スタッフである。

「PAとして成長していく人材には、共通点があります」

それは、自分を高めようという前向きな気持ちがあること。そして、これがあることだそうだ。

〝共感力〟

人が好きで、人のことを理解しようという力だ。

「簡単なことではありません。彼らにとってこの共感力をもつって、けっこう難しいことなんです。医療資格がないのに医療にかかわる。多くの方が亡くなる場面にかかわっていく。しかも、若くて人生経験がないのに、人生の先輩たちに共感しようというのですから」

柳澤は、小児ぜんそくに苦しんでいたこともあり、医師になろうと思った。地方の国立大の医学部に入る。

東京の大学病院で、外科の研修。さらに、腎臓移植などを知りたくて泌尿器科へ。多くのがん患者を病院で診た。

「当時は医療もバブリーな時代でした。悪いものは手術で何でも取ってしまおうって」

その象徴的な存在が、アナウンサーだった逸見《いつみ》政孝さん（1945〜1993年）。がんを取って、取って。そして、大学病院で死去している。

まだ「白い巨塔」の世界が健在だった。

1980年代後半、柳澤は外の病院に出向《しゅっこう》を命じられた。大学病院から、その病院に、がんの末期で手の施しようがない患者がつぎつぎに送られてくる。

「大学病院にいてもしょうがないから、あとは頼むねっ、てことです」

当時はまだ、痛みを取る治療が未熟だった。痛みに苦しむ患者たちを前に、柳澤は無力だった。がんは取っちゃえばいい。それが外科医の発想だ。でも、それだけでいいのか。

「すばらしい外科医はたくさんいます。けれど、がんを取ったあとは、知らないよ。何が起きても、オレには何もできない。ほかの病院で診てもらってよ。そんな外科医がたくさんいたのも事実です」

柳澤は、がん患者の苦痛をやわらげる緩和《かんわ》ケアを国立がん研究センター病院で、研修生として学んだ。手術も大事だけれど、緩和ケアはもっと大事だと身にしみていく。

埼玉県にある総合病院の緩和医療科、そこの部長として働いた。

60歳を迎えるにあたり、医者としての自分の総まとめの時期が来た、と考えた。老人病院、リハビリ病院。転職先を模索していたとき、「やまと」を知った。見学に行き、ここだ、と思った。

患者の家を巡回し、痛みを和《やわ》らげていく。病気が治るわけではない。けれど、みんな笑顔だ。

柳澤は語る。

「私こそ、みなさんに感謝しなくてはなりません」

そんな柳澤にとって、息子や娘にあたる年ごろのＰＡたちが、楽しく、前向きに、でも歯を食いしばってがんばっている。そんな彼らの成長が、うれしい。

そして、医師、看護師、すべてのスタッフがチームになっている。

それまで柳澤が見てきたのは、医者は医者、看護師は看護師、事務は事務、で固まる職場だった。「白い巨塔」「ドクターX」などテレビドラマが描いてきた世界である。

でも、「やまと」は違う。ここでは、全員がいつでも会える、いつでも話せる。

「それが力になっていますね」

先にも書いたが、ＰＡになろうと入ってきても脱落してしまう人がいる。

「人生経験がないのに、人生の先輩の最期にかかわらなくてはならない。いっぱいいっぱいになって、やめていく人もいます」

でも……、と柳澤は言う。

「やまとで経験したことを糧にして、ほかの道を歩いていけばいいのです。ＰＡになることがぜったい正解、というわけではないのですから」

❖　❖　❖

在宅医療ＰＡ。

この仕組みをつくったのは、彼です。

安井佑。

２０１３年に「やまと診療所」を始めた院長です。

次の章は、彼の決意に迫ります。

愛読書は『週刊少年ジャンプ』、その理由にも……。

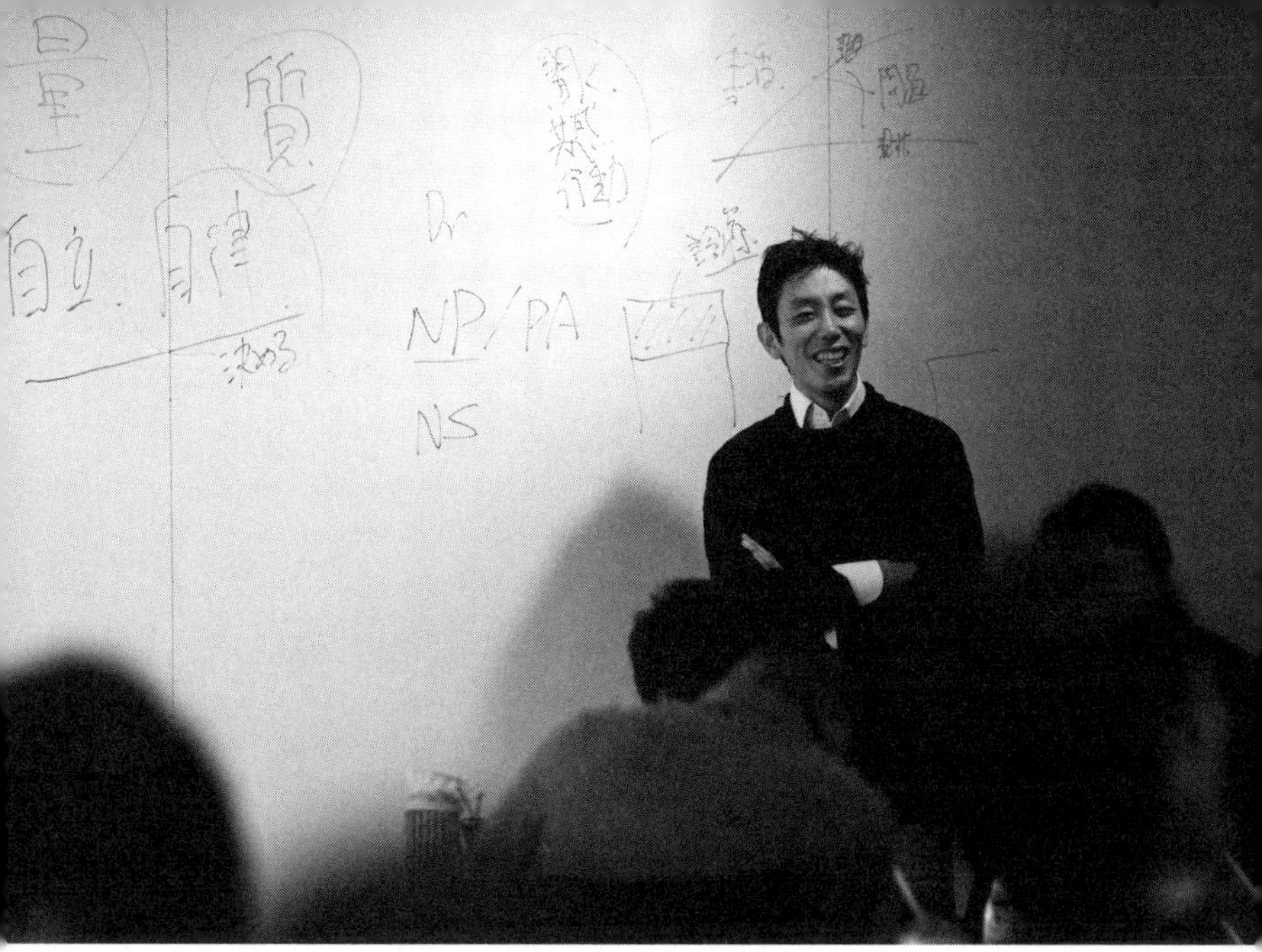

第2章

院長

ミャンマー、大震災、そして看取り医療へ

「やまと診療所」の院長は、この男。

安井佑、1980年生まれ。

彼の愛読書は、子どものときから変わらない。

『週刊少年ジャンプ』

海賊王を夢見る少年が主人公、『ONE PIECE（ワンピース）』。

「ボールはともだち」が信条のサッカー少年の成長ストーリー、『キャプテン翼』。

『ドラゴンボール』、『スラムダンク』、そして『鬼滅の刃』……。

安井は、漫画が大好きだ。子どものころから『ジャンプ』を読んでいた。

友だちも『ジャンプ』を読んでいた。

ところが……。

高校生ぐらいになると、友だちは変わってくる。

安井は、ジャンプ愛を貫く。

友だちはというと……

『ジャンプ』は卒業したなどと言って、青年漫画誌に移る。人生は、人と人との交差点、すれ違いがあるものさ、とか言って。

安井が抱いたのは、強烈な違和感だった。

〈自分の夢を全力で追いかけて涙を流す。それが、いちばん楽しいことじゃないか〉

愛と勇気と冒険、そして仲間！

これらが満載、だから、安井は『ジャンプ』を読みつづける。

そして、彼が「自宅で自分らしく死ねる。そういう世の中をつくる」と突き進む姿は、ジャンプ精神そのものである。

◇

東京生まれ。大手電機メーカーの営業担当だった父の仕事の都合で、小学1年から5年生の途中まで、ロンドンの郊外で暮らす。

日本に戻ってきて住んだのが、東京は板橋だった。

中学は、東京の超難関校、武蔵へと進む。中学3年のとき、米シカゴへ。そのまま地元の高校へ。

安井はいちばん小柄だった。大柄な米国人が偉そうな顔をしている。

〈強くなりたい、強くなりたい〉

そんな気持ちが芽生え、サッカーと筋トレに励む。

高校2年生だったある日、健康診断を受けた父の肺に、大きなかげがあることがわかった。詳しく検査し、非常にめずらしいタイプのがんだ、との診断がくだった。

アメリカ人医師は言った。

「たぶん難しい。私だったら生まれ育った国に帰る」

家族で帰国することになった。病気の話は父と母の間でされていた。安井は、父の病気について、もっと知りたいと思った。でも、怖くて踏み込めなかった。

まず父が帰国することになり、飛行機に乗る。途中容体が悪くなり、アラスカの空港で飛行機を止めてしまうほどだった。アメリカでおこなった胸の手術の傷がふさがらないままで、機内で出血したらしい。

安井はその傷も見たかった。でも、父に「見せて」とは言えなかった。

父は大学病院に入院し、放射線療法や化学療法を受けた。父と母は根治《こんち》の見込みがないとわかると、当時は日本ではめずらしかったホスピスを探し、そこに移った。

病院は窓のない部屋だった。ホスピスには花畑があり、父は喜んだ。そして入って10日ほどで死んだ。ホスピスの看護師たちが、「ご主人は何か宗教でもおもちなんですか?」と聞くほど、周囲には一度も弱みを見せなかった。

42歳、がんがわかって3カ月しかたっていなかった。

父は180センチを超える大柄で、厳しい人だった。非があれば公共の場所でも大きな声で叱りつける。時には手も出る。ヘビースモーカー、本は月に数十冊を読む。向上心の塊《かたまり》。安井は恐怖と尊敬を感じていた。そんな人が、あっという間に死ぬなんて。

死ぬ前日、父は、安井と妹ふたりに、母とのなれ初《そ》めを話してくれた。

中学の同級生だった母をたまたまバスの中で見かけ、膝が震えるほど好きになった。母と結婚するために教師の道をあきらめ、今のメーカーに就職した。

そんな話を父がしたことが信じられなかった。

見舞いに来てくれた父の恩師に、父が涙を流しながらこう話していたと、あとで知った。

「うちの息子は俺よりずっと優秀なんです」

自分のことをそんなふうに思っている。それも衝撃的だった。

なぜ、もっと父と話をしなかったんだろう。アメリカで病気が発覚し、帰国してからも、どこかで自分は線を引いて、踏み込んでいなかった。もっと病気のことを聞いて、父と母といっしょに考えたかった、悩みたかった。死んで泣くんじゃなくて、生きているうちにいっしょに泣きたかった。学校なんて行かないで、毎日父のそばにいればよかった。

そんな後悔から、安井は決意した。

ボクは医者になる。

武蔵高校は、復学を認めてくれた。

〈さあ、医学部を目指すぞ！〉

母に迷惑をかけたくない。だから、授業料が安い国立大学で、自宅から通えるところにしよう。家から一番近いのは……。

東京大学。

〈じゃあ、東大に行こう〉

武蔵は東大合格者を多く出している。けれど、東大の医学部に行くのは、めちゃくちゃ難しい。東大受験は、ふつうの大学と少し違う。理系志望の生徒は、理科1類、2類、3類の中から選択する。医学部にあたるのは、事実上、理科3類。日本最難関だ。英国と米国で暮らしたので英語の受験勉強がいらなかったのはラッキーだった。アメリカの高校は、飛び級で勉強をさせてくれる。高校1年のとき、すでに安井の物理の能力は大学レベルだった。

サッカー部生活を満喫したうえで、秋の模擬試験を受ける。E判定、つまり、合格率ゼロを食らう。そこから数学などを猛勉強、合格した。

受験勉強から解放されると、強くなりたいという思いがよみがえった。そこで巡り合ったのは、少《しょう》林《りん》寺《じ》拳《けん》法《ぽう》だった。

◈

少林寺拳法は、アジア太平洋戦争の時代に中国で活動していた宗《そう》道《どう》臣《しん》という人物が敗戦後、開祖した武道だ。

満州にいた宗は、侵攻してきたソ連の軍政下で、厳しい生活を強いられた。そして、上に立つ人がどんな人物かによって政治にも社会にも差が出ると感じたという。

宗道臣は、荒れ果てた社会で夢も誇りもない中、「平和で物心共に豊かな社会をつくりたい」と敗戦から2年後の1947年、香川県で開祖する。

少林寺拳法のホームページによると、修行を通じて3つのものを育んでいく。

「勇気」

つよさ、一歩踏み出す勇気。

「慈悲心」

やさしさ、他者に対する思いやり。

「正義感」

かしこさ、正しいことは何かを考え、判断する。

◇

東大の少林寺拳法部は強かった。

厳しい受験競争を乗り越えたばかりの大学1年生に、十分な体力はない。スポーツ推薦を受けるような人に比べて、運動能力は、たいてい低い。

それが、4年生になるころには活躍する。団体戦も強い。

〈その理由は、先輩への尊敬の念だ〉

安井はそう思った。

1年生から見れば、2年生は強い。4年生など、神様のような存在だ。そして、夏合宿で、4年生と3年生が、泣きながら殴りあう。「先輩、ありがとうございました」「部を頼むぞ」。拳を通じての思いの交換だ。

合宿が終ると、3年生は真っ青になる。強くならなくてはならないのだ。

これが、伝統の強さを生む。安井はそう考えた。

「やまと」の強さを支えるPAたちは、まさにそれである。医療の世界と無縁だった人がPAになる。先輩PAの働きぶりを見て、自分の無能さが情けなくなる。1年先輩でも、すごい。3年の修行をへて「認定PA」として一人前と認められている先輩など、神様の領域である。

自分を奮い立たせて、がんばらなくてはならない。時は待ってくれないのだ、すぐ後輩が入ってくる。

もちろん、PAは部活動ではないので、上下関係があるわけではない。先輩も後輩もチームの一員。「ワンピース」……、いや、「ワンチーム」だ。

さて、安井は東大医学部を卒業し、研修医として、すべての診療科をひととおり経験する。医師3年目になると、専門を決めなくてはならない。心臓外科医、救急医。いまいちピンとこない。そのとき、自分が医者になった理由を思い出した。

そもそも「医者」に憧れて志望したわけではなかった。

父の検査をした大学病院の医師たちの、やる気のない表情。医師に「できることはやった」と言われたら何も言えない自分たち——。あのとき、医師と、父や自分との間には、高くて分厚い壁があった。

いま、自分は、その壁の両側に行くことができる。

さいわい、同期たちは、外科とか内科とか、それぞれ専門の道を選んでいる。

〈もし、ボクや、ボクの大切な人に何かあったときは、あいつらに任せればいいや。ボクは専門とは違う道を歩むぞ〉

〈日本の病院の標準的な医療は見た。もっと人の生き死にに深くかかわりたい〉

第一歩は、人の生死にトコトン向き合うことだ、と考えた。

日本、英国、米国。自分は先進国で生きてきた。それが、コンプレックスだった。

〈ボクは甘やかされてきた。発展途上の国で、生と死のリアルな場を見て、経験しなくてはダメだ〉

そう思っていたころ、あるＮＰＯ法人を紹介された。

「ジャパンハート」である。

◇

原点は、１９９５年、小児科医だった吉岡秀人《ひでと》さんが、単身でミャンマーに行って医療活動をした

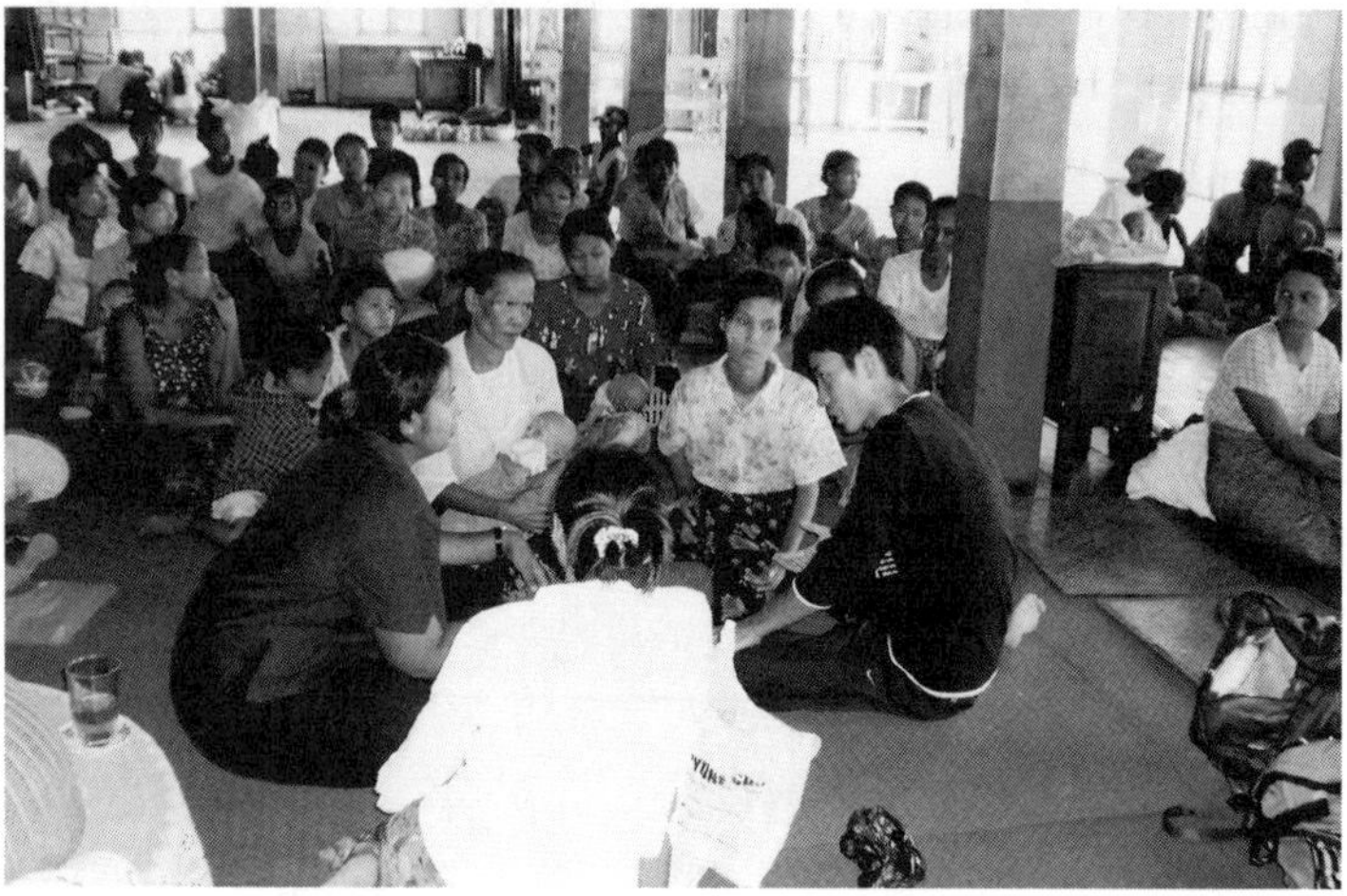

ミャンマーの寺院での診察

ことにある。

貧困で医療を受けられない人に、カネが尽きるまで、吉岡さんは治療をつづけた。

そして、2004年、ジャパンハートを設立した。

ビジョンには、こうある。

「すべての人が、生まれてきてよかったと思える世界を実現する」

世界には、医療が届きにくいところが4つある、という。

- 貧困や医師不足にあえぐ海外
- 日本の僻地や離島
- 病気と闘う子どもたち
- 大規模災害を受けた被災地

活動はミャンマーだけでなく、カンボジア、ラオス、フィリピン、タイなどに広げてきた。

ジャパンハートに参加した安井は、2007年、西へ飛びたつ。行く先は、軍事政権下のミャンマーだ。

ミャンマーでの診療の場所は、お寺だった。そこを「病院」として使っていた。

何時間も歩いてくる人、人、人。その人たちを診療して、朝から夜中まで、頭のてっぺんからつま先までの、ありとあらゆる手術をした。ふらふらになりながら、メスを握る。

当時、安井がしたためた、とある「日報」が残っている（筆者注：抜粋、微修正しています）。

◈

夜間に点滴を交換にいく。最近は1日2時間くらいしか電気がきていない。夜7時から9時くらいまでは病院がジェネレーターをまわすが、それを過ぎると真っ暗である。冬になったせいか、より暗い。

きょうは、いろいろあった。苦しかった。

外来に4歳の男の子が来た。呼吸が苦しそう。おなかはパンパンに張っている。

診断はすでにされていた。

エプスタイン奇形。

先天性の心疾患で、重症例は日本でも手術が難しい。

ミャンマーでは手術はできないと、（筆者注：第二の都市である）マンダレーの大きな病院で言われ、外国人医師のうわさを聞き、やって来た。

エブスタイン奇形について、おれはほとんど知識を持ち合わせていない。診察すると、心臓右の不全は進行している様子であるが、はっきり言って、ここでは何もできない。入院させて管理しようにも、重症の子どもを扱うだけの準備は、何もない。

「じゃあ、もうこの子はダメだということですか?」

涙で詰め寄る家族に、返せる言葉もない。

「日本の先生が来て手術はしてくれないんですか?」

この「病院」の施設で心臓の手術など、できるわけもない。そんなことをこの家族に説明しても、何の意味もない。

日本で手術をすればこの子は治るのだろうか。その見込みがどれくらいあるのかもわからない。それをここで調べるすべもない。

おれはまったく無力である。

日本にいる友だちにメールして調べてもらうことはできる。それで日本に連れ帰って手術をしてもらう。

この人たちに、そんなカネなどあるわけもない。

おれの貯金を全部はたけば足りるだろうか。寄付を集める。そんなことをして意味があるんだろうか。

死にゆく患者は、ほかにもたくさんいる。みんな日本に連れて帰ることなどできない。たまたま通りかかった患者。でも、手術ができなければ、この子は死ぬ。

死にゆく子を見過ごすのか。それがこの国では自然の成り行きと考えなくてはならないのか。何が正しいのか、正しいことなんかあるのか。おれは何をすべきなのか。おれも泣きそうだ。

混乱した頭で、「もう少し調べてみるから」と5日後に来てもらうことだけを決めて、返した。

心は落ち着かない。きょうは、ずっと。これを書いているいまも。

おれは何をすべきか。

過信している。もともと他人に何かをして〝あげる〟ことなんてできないのである。とくにここ数日、ちょっと難しい判断ができて天狗《てんぐ》になっていた。「おれはできる」が顔を出していた。実際は、何の力もない。

もともと何もできない。そこから始めないといけない。何もできない、けど、できることもある。少ないけれどできることもある。それで役に立てれば、うれしい。少しでもよくなってほしい、と願うこと。願いつづけること。

人の人生に干渉しようなんて百年早い。もっと大きなところで生は動いている、死も。

でも、だから、もしたまたま自分の前にバトンがまわってきたら、たまたまドアが開いたら、そのときは全力で走ろう。正しいと思う方向に向かって。

そう誓う以外、おれがあの子に対してできることはない。いや、あの子は関係ない。そう誓う以外に自分を納得させることができないだけだ。

あの子は死んでいく、9割方。おれはそれを見過ごす。いま、おれの後ろで看護師が一生懸命、折り紙を折っている。入院患者さんたちにほしいと言われたから。きっとみんな喜ぶ。

折り紙を折るのも、手術をするのも、たいした差はないんじゃないかと思う。たまたま、そういう巡り合わせにあった。だから、できることをする。

ただそれだけ。

その2日後の「日報」だ。

まだ悩んでいる。昨日はあんまり考えないようにしていた。どうすればいいのか。

いくつかメールは打ってみた。多少、ネットも調べてみた。

あとどうする？

「何もできません」ということが罪になるのか？　人が困っている。自分はそれに対して全力でのぞめばもっと何かできることがあったのに、それをしなかった罪。隣で起きている犯罪を見て見ぬ振りをする電車の中での暴行。

医者の場合、起きているのは犯罪ではない。「できない」ということは悪ではない。できることをする。そのできることの線引きをどこでするか、である。

とすると、すでに、これはあの子には関係なく、純粋に自分のための問題になっている。おれが何をどんだけ思い悩もうとも、あの子には関係がない。

提示された問題にどう対応するか、それが常に求められる。考えてみると、ひどく受動的な立場である。だから素通りしてもいいいんだろう。そして、ほかの事象に対応する。じゃあ、何を基準に対応する、しないを決めるか？　自分のできること？　自分のしたいこと？

そこまで来て、初めて気づいた。医師の本質っていうのは、その対応にあるのだ。困っている人が助けを求めてくる。それに応える。その繰り返し。だから当然、中心は自分ではない。相手である。

相手の状態に対応することが求められる、いつも。なんという受け身な仕事だろう。なるほど。そうすると、この仕事におれが向いているか、やりたいかどうかは別にして、いまは医者の看板を掲げている以上、助けを求めてきた人にどう対応するかが、この仕事の根底にかかわってくるということがわかる。

だから、このことを真剣に考えなくてはいけない。やるもやらないもいい。基本的には最初から無力なのだ。この子の人生はこの子のものとして流れている。それに何ができるわけでもない。

ただ、おれは自分の人生として、どうするかを自分で決めなくてはならない、これからも助けを求めて人は来る。それに対応するのが、おれの仕事だから。

「おれじゃなくて、誰々に診てもらえ」

そんな対応だっていいわけだ、ただ、この子の場合、マンダレーの大きな病院で断られているから行き場がない。

とりあえず手術ができるのか、できたとしたら予後はどうなのか。できないとどうなのか。そんなことが知りたい。そのためには専門医による検査が必要だろう。

そういうのをマンダレーの医者に聞けないか。ないし、(筆者注：首都の)ヤンゴンの大きな病院で診てもらうのはどうか。日本に行くよりは簡単だな。ヤンゴンに行くカネがないなら、おれが出してもいい。

いままで患者の診療におれがカネを出すのは倫理的にどうなのか、と思っていたが、ま〜、いまはそんなのどうでもいい気がする。日本で飲みに行って使うのも、この子のために使うのも変わらんだろう。意味もくそもない。

こんなふうに、安井さんの考えは堂々巡りをし、ヤンゴンの病院で診てもらうという結論にいたった。

そして、2日後の「日報」だ。

子どもの親は、来なかった。

◇

ほかにも、何もできないことはつづく。

ある20代の男性がやって来た。片方の腕が俵《たわら》のようにふくれあがっている。悪性の肉腫《にくしゅ》が大きくなりすぎていた。安井は、「治らないけれど、腕を切り落とせば楽になれる」と提案した。日本で医師からそう宣告されると、患者は絶望するだろう。けれど、彼は違った。

寺に一晩泊まり、瞑想《めいそう》していた様子。そして、彼は言った。

「帰るよ。功徳《くどく》を積み、生まれ変わりに備えるよ」

仏教国ミャンマーらしい輪廻転生《りんねてんせい》の考えである。彼は笑顔で、安井たちに感謝を言い、姿を消した。安井は思った。

〈絶望せず、残された命を輝かせ、笑顔で死んでいく。人間にとって大切なことだ〉

東の空を見ながら、その先にある日本のことを考えた。

戦争の時代を生き抜き、焼け野原の日本を復興させた人たちが80代、90代になっている。家で過ごしたい、家族と過ごしたい。自分らしく生きて、自分らしく死にたい。そう思っているのに、病院で苦しい治療を受けている、「死んではいかん」と。

入院中の本人は、つらい。家族も、つらい。

〈医療者だって、本音は、つらいんだよなあ〜〉

安井が一時帰国していた2008年5月のことだった。

ミャンマーの南部を、超大型のサイクロンが襲《おそ》った。最終的に10万を超える人が死んだとされる。

国際的な緊急支援の輪が広がろうとしていた。だが、ミャンマーの軍事政権は、自分たちで対応できると支援を拒否、外国人の入国も禁止されてしまった。

日本にいた安井は、ひらめいた。

〈おれたちはミャンマーに何度も入れるビザを持っている。入国できるじゃないか〉

そして、ジャパンハートとして入国。日本からもってきたカネでありったけの食料や医療物資を買い集め、被災地に入った。


そのとき安井が書いた文章がある。


「人は生きる」

2008年5月2日、ミャンマーを未曾有《みぞう》の巨大サイクロンが襲った。一晩にして推定17万の命が波にさらわれた。100年をふりかえってもまれに見る大災害。

しかし、この国の政府は当初、いっさいの国際支援を断った。しかし、ミャンマーで5年間、臨床支援をやっていた自分たちは、災害9日目に入国することができた。

そこから手探りでの支援が始まった。

災害支援の経験は、ない。しかし、やるべきことは、そこにいくらでもある。

被災地に向けて車を走らせると、沿道には食料を求める人たちの列が20キロにわたって続いていた。

被害が比較的少なかった首都ヤンゴンの住人たちがお金を集め、車に米を積み込んで、通りすがりに投げ渡す。日本なら災害があれば国際支援、政府からの支援を受けられるのは当たり前だが、そんなもの、この国には最初からない。

そんな国で人を助けているのは、同じように被災した隣人たちだった。

それから4カ月。仲間を集め、情報を集め、お金を集め、走りまわって、信頼を使って、迷って、笑って、われわれの活動は続いた。31の村に174トンの米を配り、90軒の家を建て直した。数百人を村で診察し、治療し、11人の重症患者を入院させ、親を亡くした39人の子どもたちを今後10年、支援してゆく。日本人の純粋な善意で集まった1000万円を1万人の村人の手に届けた、想いを込めて。

そして、感謝された。われわれの存在が役に立ったこともあっただろう。救った命もあるかもしれない。

でも、それだけだ。それ以上に意味はない。われわれの手が届かなかった残りの数百万の被災者たちだって、どっこい生きている。

毎日のスコールの中、2カ月間、屋根のない家で住んでいた3人家族がいた。

指が壊死《えし》していても、足が折れていても、吐血《とけつ》が続いていても、下半身がマヒしていても、医者にかかれず小さな家の中でぐっとこらえながら生きている人たちがいた。

ノートも鉛筆もなくても学校に通って、大声で復唱して勉強する子どもたちがいた。

家族、家、すべてを波にのまれたあとでも残った娘とふたりで暮らし、われわれを家に抱き入れてくれるおじさんがいた。

未曾有の被災地にあふれていたのは、わが身の不幸を嘆く声でも、絶望の涙でもなかった。目の前のいまをつかまえて、その上を一歩ずつ歩いていく人たちの生きる力。明るいことばかりではない、でも下を向いて嘆いていても何も始まらない。自分たちができることはする。あとはなるようにしかならない。だから、何かもらえれば心からうれしいし、そうでなければしょうがない。どうにかなるさ、と笑ってみせる。

食べるものがなく、みんな道ばたに座りこんでいる。安井たちは、食料などを配っていった。ミャンマーの人たちは、いつもきちんと並んだ。ビスケット1個しか渡せなくても感謝をしてくれる。「生きる」ことの美しさを教えてもらった。

ミャンマーに通算2年いて、帰国。杏林大学病院の形成外科医になる。

切れた指をつなぐ。背中の神経と筋肉をマヒがある顔に移植する。そんな手術を当時、杏林大は東京都内でいちばん多くしていた。だから、安井は修行の場に選んだ。

さらに、民間病院に出て、多くの手術をこなしていった。民間病院は、それぞれの診療科の売り上げ、損益《そんえき》が問われる。形成外科は、誤解を恐れずに言えば、マイナーで、売り上げが伸びにくい診療科である。

安井は部長と力を合わせ、診療、手術で実績を上げた。評判が評判を呼び、手術件数も売り上げも、うなぎ登り。人員配置などのマネジメントもしていく。

ただ、この段階では、安井本人、安井のまわりに、在宅医療の「ざ」の字もなかった。

◈

2011年3月11日。31歳。

東日本大震災。

ミャンマーであったサイクロンで現地支援に飛んだ男に、被災地に行かないという選択は、ない。

ジャパンハートが集めた医師や看護師のメンバーとして、震災発生から10日後には、被災地に入っていた。

宮城県の南三陸町。

伊達政宗《だてまさむね》の時代に植えられた杉が美しい土地である。大津波で人も建物も流され、水につかった。防災無線で住民に避難を呼びかけていた町の女性職員が流されるという悲劇があった場所でもある。

医師としてできることは、あまりなかった。すでに、全国各地から医師や看護師らが派遣され、急を要する医療は搬送先の病院でおこなわれていたから。

避難所で、どうしたらいいかわからずに茫然自失《ぼうぜんじしつ》している人を見ていて、安井は思った。

〈100年に一度のことが起こっているんだ。この光景を東京の若者は見るべきだ〉

当時、東京では、被災地に行くのは自粛しましょう、節電して、被災地に送る募金をしましょう。そんな空気が支配していた。医学部の同級生で親友の田上佑輔《たのうえゆうすけ》とボランティア団体を立ち上げた。

避難所の人たちが、「あたたかいものを食べたい」と言う。その望みをかなえることを大義名分にして、東京でボランティアを募り、週末、被災地でイベントを開いてあたたかい食べ物を食べてもらって東京に帰る、ということをしていた。のべ500人を超える若者を被災地に連れて行った。

〈でも、かならず、また医師が必要になるときがくる〉

そう確信していた。

大震災が起きて1年ほどたった。避難所は落ち着きはじめ、支援しに来ていた医師団たちもそれぞれの地元に引き上げていった。

南三陸の志津川《しづ》という場所にあった病院がつぶれ、住民は、となりの登米《とめ》市の市民病院に行くようになっていた。

登米市は医師不足が深刻だった。それに加えて、南三陸にいた住民の中には移住する人が出て、その病院を利用しはじめていた。

市立病院の当直の医師たちが、疲弊《ひへい》していると聞いた。安井たちは役所に申し出た。

「だったら、ボクたち手伝います」

こうして、日曜日、東京から若手医師が新幹線に乗って登米の病院に行き、当直が終わったら東京に戻る、という仕組みができた。田上は、そのまま登米で在宅医療をしている。

◇

安井が在宅医療を知ったのは、このボランティア活動がきっかけだった。ネットで応募してきた男性が言ったのだ、「私、在宅医療の事務長をしています」と。

在宅医療って何？

彼から説明を受けた。

〈病院という箱物がなくても、医療はできるんだ〉

ミャンマーで教えてもらった「美しい人生の終わり方」のことを思い出した。これからの高齢化社会、生と死のあり方。今後、どうやって医者として生きていこうかという悩み。すべてがつながった。

〈ボクは東京で在宅医療をしたい。看取り医療をしたい〉

2013年4月1日。

「やまと」をつくり、在宅医療を始めていった。

在宅医療をしている医療機関を見学させてもらっていた。けれど、いざ自分で始めるとなると、不安でいっぱいになる。

〈患者さんやそのご家族に、自分たちはどう役に立てるんだ?〉

そう思いながらも、病院に紹介してもらった患者さんを診てまわった。

最初の患者さん何人かのうちのひとりのことを、安井は強烈に覚えている。

開業して1週間後から訪問を始めた患者だ。

70代の男性。大腸がんで、肝臓にも肺にも転移がある。妻と看護師で娘の由佳さん(仮名)、そして8歳の孫息子一郎くん(仮名)が支えていた。患者は「娘と孫といっしょにいられるので幸せだ」と言っていた。

家は、車で一時間半かかるところにあった。けれど、安井たちは不安なので、由佳さんから相談がくるたびに行き、診察した。気づくと、ほぼ毎日通っていた。

患者の病状は、だんだん悪くなっていった。おなかに水がたまり、パンパンに張って苦しくなる。家で腹水を抜く。

熱が出ると軽い錯覚、幻覚を見るようになり、夜、眠れなくて叫ぶ。医療用麻薬を使って抑える。初めてすることばかりだった。

患者は、だんだん悪くなっていった。それを、主に由佳さんが世話していた。

由佳さんは看護師。だから、安井たちに経験がないことを、すぐに見抜いた。由佳さんと安井たちは共同戦線をはり、いっしょに患者を診た。

ああしよう、こうしてみよう、それがいいかも。

細かく連絡をとりあってケアしていった。

大きな変化があった。多くの場合、おさない子どもは、寝たきりになって様子が変わってしまった祖父が寝ているところには近づかないもの。患者の孫、一郎くんも、そうだった。

ところが、ある日、安井たちが診察していると、一郎くんがベッドの脇にやってきた。注射をするときなど、興味津々《しんしん》。それをきっかけに、一郎くんは患者の部屋に出入りするようになった。

安井は、父親を思い出した。自分は踏み込めなかったことの後悔が、ある。なるべく一郎くんを巻き込んで診察していった。

患者は、だんだん悪くなる。

5月7日、訪問しはじめてほぼ一カ月の深夜。

由佳さんからの連絡を受け、安井たちは駆けつけた。血圧は40台。大きな声で呼びかけると反応はあるけれど……。もうすぐですね、と由佳さんと話していた。

そして、おだやかに逝《い》った。

看取りの日、安井は宮城で診察していたので、立ちあえなかった。

この1カ月で、20回も訪問していた。通常の4～5倍の頻度だ。在宅医療に自信がなかったためだけれど、安井たちは、ほとんど家族のような存在になっていた。

あいさつに行こうと思ったら、由佳さんから連絡があった。一郎が安井先生も、おじいちゃんの葬儀に来てほしいと言っています。

「やまと」のスタッフは、患者の葬儀には参加しないことにしている。自分たちは医療者であり、患者の人生の登場人物ではない。

葬儀は、患者といっしょに生きてきた家族や友人たちのものだ。医療者は参加すべきではない。

でも、一郎くんの希望に沿い、安井は葬儀に参列した。花が飾られた壇に、患者の遺影。

「ありがとうございました」

安井は深々とお辞儀をした。

在宅医療のやり方、可能性を教えてもらった気がした。

一郎くんは、いま、医者を目指して勉強している。祖父の死が、いい死だったからだろう。

安井は、心に刻んだ。

〈医者には、医学的にどう対処すればいいのか、その知識はある。もちろん、医学的な症状を見なくてはならない〉

〈だけど、われわれが見なければいけないこと、それは本人と家族の心の動きなんだ〉

安井たちは、夜中も往診に行った。もう自分たちには何もできないとわかっていても、行かなくてはならなかった。それが、ご家族の安心につながるのだから。


うまくいくケースばかりではない。初期のころは失敗もあった。


末期がんの40代の女性がいた。夫と13歳、そして10歳の子ども。がんの転移から黄疸《おうだん》が出る。病は急速に進行した。

安井たちは、ふつう、患者本人に、最期のときが迫っていることをどれだけわかっているかを聞く。家族にも聞く。そして、その物語を通して、どう寄り添っていくかを考える。

だが、患者さんは若い。最期が迫っていることをどのくらい伝えていいのだろうか、安井は悩んだ。

そして、本人に言えずにいた。

せめて夫には伝えなくてはと思った。だが、彼は仕事に忙しいと言う。

子どもふたりにも、お母さんの病気についてどのくらい知っているか。お母さんをどう思っているか。踏み込んで聞くべきだと思っていたのに、できなかった。

いつか聞こう、いつか聞こう。そう思っていた。やっと夫と話せた。看取りのことを夫婦で決めていなかった。子どもにも話せていないとわかった。

その日の夜、息が苦しいと言いだしたと夫から連絡があった。すぐに向かった。

夫はパニックにおちいり、救急車を呼んだ。

安井たちがかけつけたときには、すでに救急隊員が患者に、心臓マッサージをほどこしていた。

彼を見つけ、安井は話した。

「奥さんは難しいと思います。おうちで看取りませんか？」

すると言われた。

「子どもたちに、いまの妻の姿を見せられないです」

救急車のライトが、くるくるまわって光る。サイレンとともに救急車で病院へ行ってしまった。

安井は後悔した。

〈ボクたちは、患者とご家族に踏み込むことをさぼってしまった。どう死を迎えるか、それまでどう生きるか、といういちばん大事な問いを投げなかった〉

だから、こんなドタバタな死になってしまった。

〈とつぜんお母さんが亡くなったこの夜の救急車。子どもたちは、いつまでも忘れないだろう〉

〈ばかやろうだ、オレたちは。何のための在宅医療だ〉

「やまと」は、いま、「踏み込む在宅医療」をモットーにしている。その裏には、「痛恨の極み」な失敗があるのだ。

❖　❖　❖

自宅で自分らしく死ねる。そういう世の中をつくる。

これが、「やまと診療所」がかかげる理念です。安井さんに、聞きました。

——自分らしく死ぬって、どういうことなんでしょうか?

「誰もが、この瞬間も、死に近づいています。残された時間をどう使うか考えて行動する。自分らしく生きるって、そういうことだと思います。そして、病などで死が近づいたとき、自分が生きてきた意味を考え、残りの時間をどう使うか考えて実践する。それが、自分らしく死ぬことだと考えています」

——自分の生きてきた意味ですか。答えを出すのは難しそうです。

「残された時間で、おいしいものを食べる、ピラミッドを見に行く。それを否定するわけでは、まったくありません。でも、それって、自分の中に思い出をつくることですから、死んでしまえばそれで終わりです。残りません」

「生きてきた意味は、おそらく、いっしょにいた友人、家族などにしか残せないのだと思います。その人たちに自分が生きてきた意味を残そうとすると、自分の命の使い方を決めなくてはなりません」

「そして自宅で実践し、最期を迎える。その生きざまは、ご家族の心に刻まれます。ひとり暮らしの方でも、ヘルパーさんや医師たち、そして、うちの場合ですとPAの心にも刻まれます」

——でも、最期を迎えようとしている方の中には、意志を示せない場合があります。

「病院や施設で、『けがをするから』『あぶないから』とまわりの人が何から何までしてあげると、その人の意志を完全に奪ってしまいます。その人が生きている意味が見えなくなってしまいます。自宅で過ごすと、本人も家族も意志を示せるチャンスが出てきます」

——自分らしく死ぬ。それが当たり前な社会にするために、何が必要なのでしょう。

「人が人を想う、人が人とかかわることによって生まれる力です。野球の投手と捕手にたとえましょう。ピッチャーが投げたボールをキャッチャーが捕る。捕るという機能だけだったら、ロボットでもいいわけです。けれど、補佐役と呼ばれるキャッチャーに向かうと、ピッチャーの能力は変わります。もともとの信頼関係、あうんの呼吸、あいつがいるからオレがいると。漫画『巨人の星』の星飛《ひ》雄馬《ゆうま》と伴宙太《ばんちゅうた》です」

「IT化で、効率性、機能性が追求されるようになっています。けれど、人が人とかかわる力に、もっと注目しなくてはなりません。その力に、きちんとしたエビデンス（根拠）をともなった医療を組み合わせていくのです。共感してくれる人を、ひとりでも多く、うちの診療所、チームに加えます。圧倒的な成果を出し、世の中に問うていきたい」

❖　❖　❖

自宅で自分らしく死ねる世の中をつくれば、患者やその家族があたたかい最期を過ごせます。でも、それだけではないのです。

「やまと」のスタッフが最期の時間にかかわることで、自分自身の人生も豊かになるのです。患者も家族も、自分自身も幸せになる。

だから、心に火をともしている人をどんどん増やしていく。増えれば増えるほど、世の中への影響力が増える。

それがつづけば、世の中は変わる。

ほら、志を同じくした医者たちが集まってきました。さらに、地域の医療関係者も。次章で、ご紹介していきます。

その前に、「やまと」の影響を受けた診療所のことを、紹介します。

幕間　やまとの刺激を受け止めた医療者たち

「やまと診療所」には、医療関係者の見学がたえません。また、「やまと」みずから、在宅医療を経験しませんか、と誘うこともあるようです。

ほら、また、来たようですよ。

❖

札幌にある「いまいホームケアクリニック」。スタッフは、およそ70人。２０１１年開業で、訪問診療を中心に、内科や脳神経外科などの外来診療もしている。目指しているのは、「地域のかかりつけ」になることだ。

ここの理事長、事務長、看護部長の３人が「やまと」を見学したのは、２０１９年10月のことだった。在宅医療ＰＡ制度を見るためだ。

人口の減少で今後、医師や看護師の数が減っていくと予想される。だからこそ、医師には医師の、看護師には看護師の、それぞれができる仕事を追求しなくてはならない。

求められるのはアシスタントの力だ。

「医療の経験がない、まっさらな人に、医療者に物を言ってもらう。それが、在宅医療の質を上げるポイントだと考えてきました」

院長の今井浩平（1980年生まれ）は、そう語る。

9時ごろに始まる朝の会議から見た。

「やまと」の院長、安井がPAたちにハッパをかけていた。

「ダメだと思ったことは医師に指摘する。なぜ、それができないんだ」

看護部長の橘高《きったか》雅恵（1963年生まれ）は、PA一人ひとり、どういう過程でここまで育ってきたのかに興味があった。安井、そして、PAたちに話を聞いた。強く感じたのは、ぜったいに患者とその家族の支えになるという彼らの執念だった。

事務長の上林《かんばやし》定光（1967年生まれ）は言う。

「PAという職種を育てるのではなく、人を育てているのだと思いました」

そして、3人が感じたのは、PA制度を改良しつづけている継続の力だ。簡単なことではない、よほどの努力が必要だ。でも、アシスタントを入れたい。

札幌に戻り、アシスタント制度を始めた。まずはふたりから。物品の管理の仕事からスタート、在宅の現場もまわりはじめている。今井は言う。

「手探りで始めましたので、アシスタントとして一人前になるには4〜5年かかるかもしれません。でも、育てたい。私たちは覚悟を決めました」

もちろん、アシスタントを増やしていくつもりである。

◆

横浜市にある「アーチクリニック」。2019年に開業した在宅医療に力を入れる診療所である。

開業前の半年、院長の関根一真《かずま》(1984年生まれ)は、「やまと」の非常勤医師として働いた。

埼玉出身。病気がちだった祖母の姿を見て、医師になる決意をした。その後、祖母は病院で死んだ。

呼吸器内科を学び、病院勤務。近くの診療所で在宅医療も手伝った。

思ったことは、病院における患者はお客さんだ、ということだった。それに対して、在宅医療における患者は、「家族」になれる人たちである。関根は在宅を志した。

「やまと」を見学すると、声がかかった。

「うちで働いて学びませんか」

よろこんでー。

関根がもっていた医療の常識が、くつがえされていく。

在宅医療は本来、医師と看護師がいっしょに患者宅をまわるもの。ところが、医師とPAがいっしょにまわるとは。

医師の指示がすべてだ、と思ってきた。患者の家で、医師が診療し、看護師は後ろで指示を待つ。

そんなイメージが、関根の頭の中にこびりついていた。

ある患者宅で、関根は患者に言った。

「あまり状況がよくありません。大きな病院で、検査しましょう」

そして、段取りを説明しはじめた。ＰＡが割って入ってきた。患者に、こう聞くのだ。

「その検査、したいですか？」

患者は言った。病院に行くのが怖い、検査をするのも怖い、と。

そして、病院に行くことをやめた。自宅でできることをしましょう、ということに。その後、容体は落ち着いた。

ＰＡからの進言。医師によっては、カッチーンとくる人がいるかもしれない。でも、そのひと言が大切。医療人は謙虚でなければならない。

病院では、検査、治療が目的になる。

在宅では、医療は手段。目的は、その人の望む生活なのだ。

アーチクリニックは、アシスタントを雇って育成するとともに、看護師の意識改革に取り組んでいる。関根は言う。

「医療人は、よかれと医療に走ってしまいがち。一般の価値観をおおいに入れていきたいです」

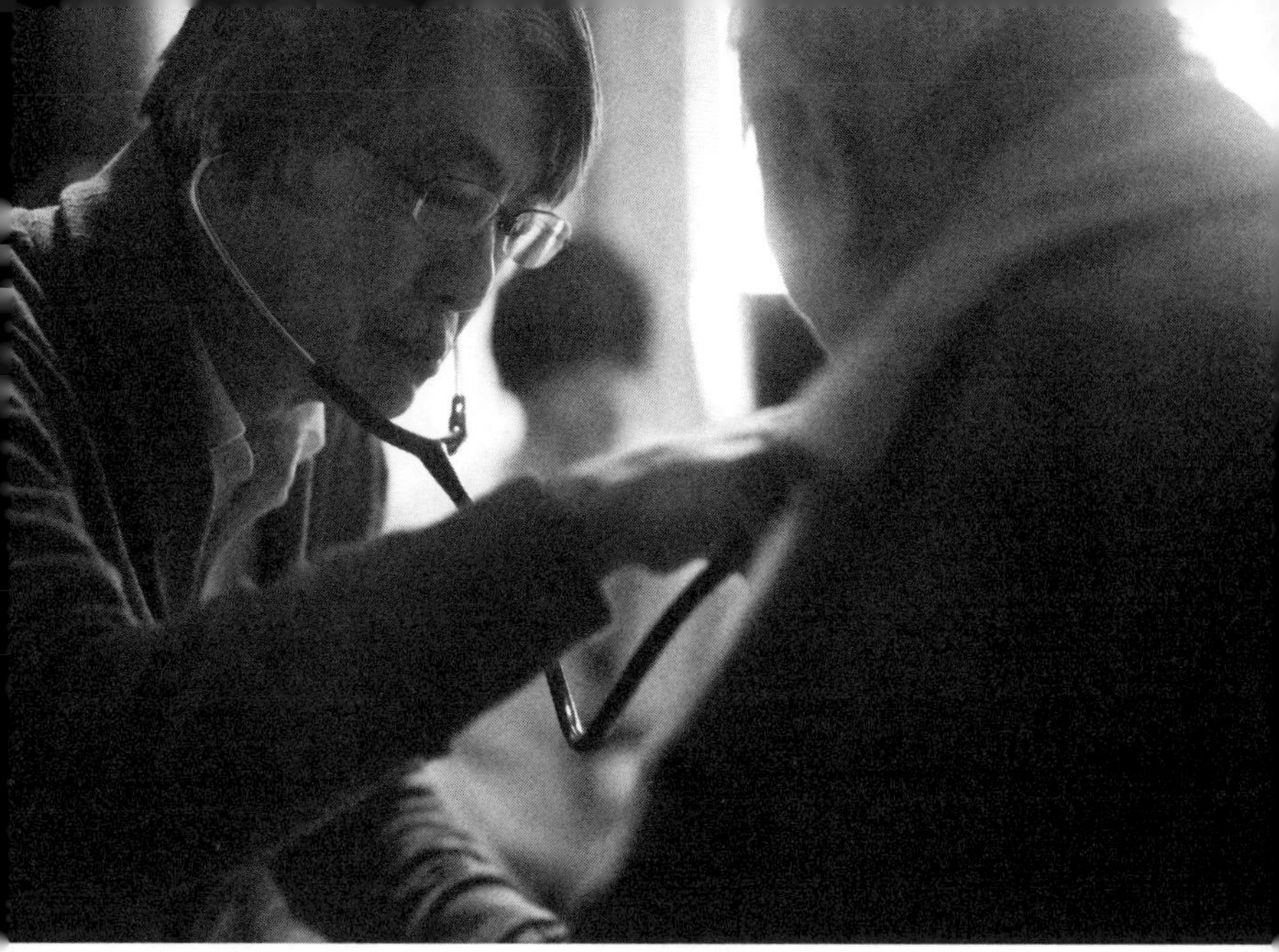

第3章

医師たち

看取り医療に集まる同志

医師、小笠原清香《さやか》、1983年生まれ。川崎市出身。

中学は、東京の女子校に入学。心理カウンセラーになりたいと思っていた。年下の知人が登校拒否になった。その子の苦しみに気がつけなかった自分を悔やんでいたためだ。

高校1年から2年になる春。バングラデシュに行く中高生のスタディツアーに参加した。村でどんな医療をしているか興味があったので、見せてもらった。診療所では、避妊手術とワクチンの接種しかしていなかった。

〈え〜、そんなことってあるの!〉

村から大きな都市にある病院に行くには、馬で1〜2日かかる。だから、たとえば折れた足を診てもらおうと病院に行く途中で、足が壊死することがあるのだとか。

小笠原は思った。

〈私は日本にポッと生まれて、不自由なく育ってきた。体調が悪くなったら病院に行けばいいと思っている〉

たまたま生まれた場所が違うだけで、なんという格差。あんなに心は豊かなのに——。

〈私は医者になる。そして、人の力になる〉

筑波大学の医学部に進み、茨城県の病院で研修することになった。

朝7時から翌日午前2、3時まで勤務。そんなハードな日々がつづく。疲れているのをごまかし、

ごまかし、働いていた。

半年ほどたったとき、知らせが届いた。

部活の先輩が自死したという。

通夜に行った。遺影、そして、棺《ひつぎ》に入った先輩を見る。

その後、救急科で自殺未遂の患者を担当した。

心が、ポキンと折れた。仕事に行けなくなり、実家にひきこもる。

〈私は医者として働いていけるのだろうか〉

〈医者をやめよう〉

〈医学に触れたくない〉

引きこもり生活を3カ月、ただただ寝ていた。

外科に復帰。少しずつ体を慣らし、初期研修を終えた。

ここで外科、小児科など専門を決める。だが、医者としてやっていく自信がない。病院でハードな日々を送る自信もない。ムリだ。

知人に言われた。

「在宅医療って知ってる？」

患者の家にお邪魔して、診療する。人とふれあうのが好きだから「それならできるかも」と、ある診療所で週3日、在宅医療のバイトをした。

人の家に行くと、その人のにおいがあふれている。その人がどんな半生を送ってきたのかがわかる。病人というよりも、人間としてかかわれるのがうれしかった。

キャリアを考えて内科医になろうと思う半面、在宅医療もしたい気持ちがあった。「やまと診療所」に行き当たり、見学させてもらった。院長の安井と話しをした。

そして2014年、やまとに入った。いまは、渋谷、新宿、世田谷といった東京の山の手で、例によって1日10件ほどのペースで訪問診療をしている。もちろんPAとともに。

2020年、30代のがんの女性が家で、両親たちに看取られた。

彼女の夢は、ダンサーになることだった。15歳で家を飛び出し、厳しい練習に耐えて、夢を追いかけた。

10年以上、両親と過ごしていないなかで、がんになった。入院生活から、「やまと」の在宅医療に移った。

ワンルームマンションで両親と同居することになる。がんと向き合う彼女。お母さんたちとの関係が、ぎくしゃくしている。お互いに思い合っているのだけれど、10年以上のブランクがあって、気持ちがすれ違っているようだ。

おせっかいだとは思ったが、彼女に聞いた。

「お母さんたちと話せてる?」

彼女と両親は、思いのたけを語り合った。そんな「おせっかい」をするうちに、ぎくしゃくは、消えた。彼女は、両親に甘えた。母親は言った。

「甘えてくれて、うれしい」

亡くなる3日前だった。寝たきりでほとんど歩けなかった彼女が、父親に少し介助されながら立ち上がり、自分でドアをあけ、廊下のスロープを2メートルぐらい歩いた。ちょっと歩くだけでゼーゼーと苦しがった彼女が、自分のためだけに立ち上がろうと考えるはずがない。

〈なぜなんだ?〉

小笠原は疑問を感じた。彼女の表情、そして両親の笑顔に答えを見た。

両親に、自分の生きている姿を見せたいと考えたのだろう。もしかしたら、いっしょに外を歩いて思い出をつくりたいと考えたのかもしれない。

小笠原は、悟《さと》った。

〈人は死を目前にひかえたとき、自分のために行動しない。人のために行動するのだ。自分らしく死のうと考える人は、最期の直前まで、まわりに愛を届けようとするんだ。その姿こそ、その人らしさの表れだ〉

彼女は、両親に迷惑をかけたくないと考えた。自分でトイレに行けなくなった段階で、ホスピスに行きたいと言った。

彼女と両親は何度も何度も話し合った。ホスピスに行くことになった。

そして、ホスピスに移る日の朝4時、彼女は息を引き取った。両親に囲まれて。

「つくづく思うんです。ご本人たちは、どこで、誰と過ごして死ぬかを選んでいるって」

寂しがり屋のおじいさん。「おまえら来なくていいぞ」と身内に強がりを言っていた。それが、孫たちが来たとき、息を引き取った。

妻が洗濯物を取りに行っているとき、逝った夫。

「死にざまは生きざまだと感じます」

2019年の冬、小笠原は父を失い、遺族になった。治らない病になった本人、大切な人とお別れしなくてはいけない家族。そんな悲しみと向き合わなくてはいけない大人たちのための絵本を、いつかつくりたいと構想している。

◇

医師、小野寺志眞、1976年生まれ。

岩手出身。両親はお菓子屋をいとなんでいた。

幼いころ、母が入院したことがあった。担当してくれた女医を見て、すてきだなぁとあこがれた。

祖父が大好きだった。シベリア抑留を経験したときの話を聞いた。壮絶な時間を過ごしてきた人たちがいたから、いまの幸せな日本がある。厳しい時代を生き抜いた世代に穏やかな最期の時間をつくってあげたい。

そして、医師になった。岩手の大学病院で、血液内科医として白血病の患者らと向き合った。指先から血液をとり、顕微鏡で見て診断をし、治療をする。初めから終わりまで患者の命に向き合える。だから、血液内科医になった。

忙しい日々だった。でも、だんだん、違和感を抱くようになった。

最後の最後まで、治療の限りを尽くす。それは間違っているわけではない。けれど、患者さんの身体がボロボロ、ズタズタになり、家族と会話もできなくなって、逝ってしまう。

〈そんな死に方をさせてしまって、いいのだろうか?〉

医師としての進路変更を考えはじめた。ところが、自らも神経系の病になってしまった。重症筋無力症という難病だ。手術を受けたし、集中治療室の人、にもなった。自分が病気になり、思いはじめた。

〈人間、生き方も大切だ〉

本人、笑っていわく、少しやさぐれたとか。「だって、がんばっても報われないと思っちゃったんですもの」

東京に出てきて、在宅医療の仕事を始めた。穏やかな最期を迎えられる在宅医療を、より多くの人に提供したい。そう思っていたら、知人に「やまと診療所、知ってる?」と教えてもらった。

院長の安井の話に共感し、2017年、「やまとの諸君」となった。

臨床医として、患者が待っている家を巡る。患者や家族と笑いあう。穏やかな最期を看取ってきた。

やまとに来る前の小野寺の在宅診療は、こうだった——。患者宅につくと、自分で診療の準備をして、血圧と体温の計測、そして、聴診器で患者を診る。一対一の診察だ。でも、時間に限りがあるので、最低限のことをして終了——。

やまとでは違う。PAがいる。血圧や体温の測定は、資格がなくてもできるのでPAにしてもらっている。だから、小野寺は医療行為に集中できる。

小野寺がいちばん心強いのは、PAが患者とその家族が何を望んでいるのかを理解していることだ。そして、小野寺に助言し、意見してくれる。

ふつうのアシスタントではない。スーパーアシスタントである。

「いいえ、医師が上、ではありません。医師とPAは同等の関係。パートナーです」

多くの患者を看取っている。その人らしく生き、その人らしく亡くなったのか。失敗したかもしれないと思うときがある。

「でも、私はひとりじゃない。患者さんや家族の立場に立つPAがいる。みんなで改善点を話し合う。それがまた、私をより強く、そしてチームをより強くしてくれています」

小野寺は、心残りだったことを語った。

「10年ほど闘病していた男性患者が亡くなったのですが……」

看取りは2020年の2月だった。骨肉腫、がんの再発などで下半身不随《ふずい》となり、車いす生活。そして、病との闘いに疲れ果て、衰え、逝った。

「私は、彼のことを真ん中に置いて、同じゴールに向かっていたのだろうか。違ったんじゃないか。そう思えてしまって」

そんな後悔を重ねることも、小野寺を強くする。

100歳を超える人たちの家に行くことがある。聴診器をあて、処方箋を出すが、いちばん大事なことは、おしゃべりすることだ、と小野寺。

「人生の大先輩たちに、私たちと話すことで元気になったと思っていただけたら、うれしい。在宅医療の原点を再確認できる貴重な時間です」

2020年春、小野寺は副院長になった。やまと診療所の本拠は板橋区だが、荒川区と渋谷区にも拠点がある。それら全体で理想の在宅医療を目指す、そのためのマネジメントもしている。

◈

医師、水落紀世子《きよこ》、1977年生まれ、東京出身。もともとは、心不全などを治療する循環器内科医だった。

東京出身。父方は医者の家系。家には、注射器や聴診器などが転がっていた。幼いころの水落は、家にあった不要な薬を混ぜて、ねりねりして、注射器に吸い取り、パンダのぬいぐるみに注射。「新しい薬です、治りますよ〜」。そんな遊びをしていた。

そして、小学生のころ飼っていた「2匹の猫」が、水落を医師の道に誘った。

1匹は、1週間ほど家に帰ってこなかった。たまたま道ばたで死にかかっていたのを見つけ、家のガレージに横たえた。

「学校から帰ったら病院に連れて行くね」。そう言って学校に行き、家に帰ってみると、猫はどこかに姿を消していた。

もう1匹も看取れなかった。朝、ぐったりしていたので心配だった。学校から帰ると、冷たくなっていて死後硬直も始まっていた。動物病院に連れて行き、水落は医者に言った。

「先生、お願いです。生き返らせてください」

その二つの後悔が、命に向き合う原点になっている。

私立の医大に進み、循環器内科を選んだ。心不全などに向き合う医者だ。本人いわく、わかりやすい診療科なのだとか。

「心電図、血圧など、すべて数値で出てきますから。おなかに血圧はないでしょ、ハハハ」

東京都立の病院などで、バリバリの循環器内科医をしていた。けれど、ふたり目の子どもができ、仕事と子育てを両立させるために家の近所のクリニックに転職、外来患者を診ていた。

２０１１年3月11日。東日本大震災が起きた。子どもたちとテレビに釘づけになった。悔しさが襲ってきた。

〈私は医者だ。なのに、私はなぜ、被災地に行けないんだ〉

モヤモヤしていた。子どもたちも大きくなってきた。新たな道へと進路変更するチャンスかもしれないと思った。

水落は、社会情勢に考えをめぐらせた。

超高齢化社会である。多死社会である。「看取り難民」という言葉も生まれている。この時代に生きる医者は、何をすべきか。

〈在宅医療だ！〉

そして知人に紹介されたのが、「やまと」だった。２０１７年に入った。

水落にとって、この本の第1章でとりあげた「ＰＡ」とは、どんな存在なのか。

「医者と患者、家族、ケアマネジャーの心をつなぐ医療人です」

そう思うようになった理由がある。

診療所で働きはじめて2カ月ほどたったころのことだった。ふだんどおり、ＰＡと車で巡回していた。ある男性患者に発熱があった。家を辞して、次の訪問宅に向かう道すがら、水落は「採血が必要だったなぁ」とつぶやいた。すると、ＰＡが言う。

「先生、戻りましょう」

「えっ？　次の患者さん待ってるから、いいよ、いいよ」

「いいえ、戻りましょう。だいじょうぶです。問題ありません」

そして、ＰＡは、辞した家と次の家に電話をかけた。「採血させてください」「少し遅れます」。調整はバッチリ。水落は、思った。

〈ＰＡは、アシスタントじゃない。私を後押ししてくれる医療人だ〉

こんなこともあった。

末期の肺がん患者がいた。彼は寝たきり。でも、たばこが大好きで、苦しそうにしながらも吸っていた。水落とＰＡ、患者の家族は黙認していた。

ある日、彼が転んでけがをした。歩けないはずなのに、どうしたんだろう？　不思議に思っていたら、ケアマネジャーからＰＡに電話があった。

「ごめんなさい、私、たばこを隠してしまったんです」

水落は、ＰＡはケアマネを責めるだろうと思った。ところが……、ＰＡはこう言ったのである。

「あなたも、彼が苦しむところを見たくなかったんですよね。私たちも、彼が苦しむことをしたくないんです。これからも、いっしょにやっていきましょう」

水落は感動した。

〈心と心をつなぎ、チームになって医療に取り組む。やっぱりＰＡは立派な医療人だ〉

水落の夢は、心不全緩和ケアセンターをつくることである。心不全の患者を、家で診る、地域で支える。そんな緩和ケアセンターをつくりたい。

「やまとの諸君」がいれば、その夢もかなうことだろう。

◇

医師、水野慎大《しんた》、１９８１年生まれ。

東京出身。父は糖尿病が専門の医者だった。

ものごころついたときから医者になるもんだと思っていた。小学３年ぐらいのときに、七夕のたんざくに書いていた。

「ボクは医者になります」

勉強して、筑波大学附属駒場中に合格。慶応大の医学部に進んだ。

何の医者になるかは決めていなかった。内科医か小児科医か、それとも……。

地域医療にも関心があった。初期研修は、千葉県の病院。九十九里浜が近い場所にあった。

地方なので、一軒家が多い。患者の家をまわって診察していく。

「はい、きょうはこれで終わりです」

そう言って帰る準備をする水野を、患者の家族が引きとめる。

「さあさあ、これで手を洗ってください」

おけに入れた、あたたかいお湯だ、それと、洗い立てのタオル。

すすめられるままに、手を洗う。

「これ、どうぞ飲んでください」

冷たいオロナミンCをくれた。うまい。

患者の家族は、水野が使ったお湯を、庭にサーッと捨てる。

水野の気持ちは、安らいだ。

〈在宅医療もしたいな。病院の医師もしたいな。家でボクが診て、悪くなったら病院に行ってもらってボクが診て、そして家に戻ってもらう。ゆくゆくは、そうなりたいなあ〉

そんな思いを秘め、東京で暮らしつつ病院づとめ、大学の教員などをしていた。在宅医療をきちんとしている病院がないかと、中規模の病院を探していた。

熊本に一つ、広島に二つ、ほどしか見つからなかった。

妻に聞いた。

「単身赴任、あり？」

「却下！」

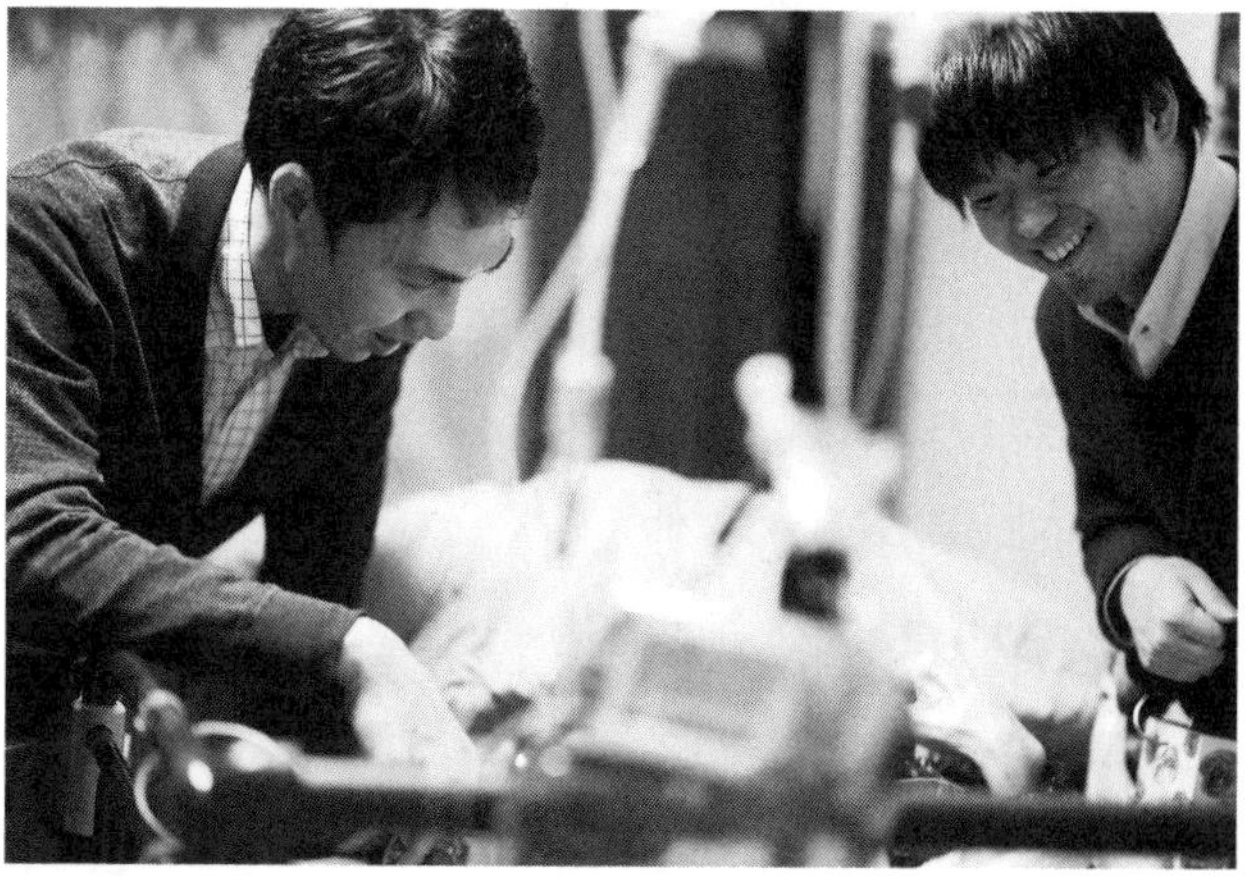

診察はあたたかい笑顔の中で

近くにないかなと思いつつ、上司、同僚、後輩たちに、ことあるごとに話していた。

２０１６年、ある学会があって、そのあと、食事会をしていた。東大出身で、千葉の病院でいっしょに研修していた友人が言った。

「安井さんがやってるよ、在宅」

え、あの人が！

研修していた病院で安井が先輩として働いていたことがある。水野は、その背中を見ていたのだ。

〈安井さんは、ぜったい手抜きをしない。あの人がやっているのだから、本気でやっているだろう。間違いない〉

「やまと」のホームページから、問い合わせた。大学の教員としての引き継ぎに3年ほどかかった。２０１９年4月、「やまと」に入った。

「やまと」は飽きることのない場所である。どんどん、どんどん新しいことが出てくるから。

「世の中をつくることが目的なので、飽きるはずありませんよね」

そして2021年4月、水野は、「やまと」がつくる病院の院長に就任する。

「やまと」がする病院だから、ふつうじゃ〜、あ〜りません。

詳しくは第6章で。

◈

歯科医師、斎藤貴之、1978年生まれ。

彼は、2020年4月、患者の家をまわる在宅歯科を始めた。「やまと」のチームの一員である。

出身は、宮城県の気仙沼市。東日本大震災で大津波に襲われた地域だ。あの惨事があったからこそ安井と知り合うことになるのだが、それはもう少しあとで話をしよう。

斎藤は、大学は東京に出るとしても、腕1本で地元に帰れる職業につこう、そう考えて歯医者になる道を選んだ。

東京歯科大に進む。地方から出てきた学生、同級生はやさしかった。歯医者の息子は言ってくれた。

「歯を削る練習、おれのところでしろよ」

病院での実習。斎藤は、口腔外科、つまり、口の中の手術をする医師になろうと決意していた。

ある日、舌がんの手術を見ていた。何度も見ていたので、見慣れたもの。手術の手際を見て、うまいなぁ、などと感心していたのだが……。はっと思った。

〈待てよ。舌を切除してしまうんだよなぁ〜〉

疑問がわいたのだ。

〈オペが終わった患者さんの人生、これからどうなるんだろう〉

患者のその後を支える仕事をしたいと思い、方向転換。入れ歯をつくったり、訪問歯科をしたり、していった。

ちなみに舌を切除するとどうなるのか。一部切除だと、ろれつがまわらなくなる程度ですむ。半分以上を切除してしまうと、食べ物を飲み込むのがたいへんになる。飲み込めないので、上を向いて食料を口の中に入れるケースもあるそうだ。

訪問歯科をしているうちに、いい入れ歯をつくればいい、ではないと思い知らされた。斎藤にとって自信作であっても、実際に患者が使うと、うまく食べることができないケースがあったのだ。

なぜ、この人は食べられないんだろう？

寝たきりになっている人に食べられない人が多いのは、なぜだ？

入れ歯が合っていないのか。口のまわりの筋肉が衰えているのか。舌の筋肉が衰えているのか。それとも、のどの筋肉が衰えているのか。

いろいろと探り、勉強し、研究していった。いまでこそ「摂食嚥下《せっしょくえんげ》」の分野はメジャーになり、保険診療できるが、当時は、保険外。一つひとつの事例で論文をつくるなど、啓蒙《けいもう》活動に携わった。

２０１１年3月11日。東日本大震災が起きた。

斎藤のふるさとが、被災した。気仙沼を大津波が襲い、多くの人が犠牲になった。重油タンクや建物が破壊され、港は大量のがれきと真っ黒な油で埋め尽くされた。そして、大規模な「津波火災」が発生した。

気になっていたが、仕事に追われた。

そして夏。やっと、ふるさとに帰れた。大津波に流されて、あるはずのものがない光景に、立ち尽くした。

東京からボランティアの人たちが来ていて、お祭りを開く。そう聞いて、斎藤は参加した。町の人たちは笑顔、笑顔、笑顔。

聞くと、ボランティアの中心にいるのは、東京のお医者さんだという。どんな人物なんだ、会ってみよう。そして、出てきたのが……。

安井佑。

斎藤と安井のつきあいは、こうして始まった。

がん患者などの摂食嚥下の仕事をしていくうちに、斎藤は感じるようになった。

〈一般の歯科診療、摂食嚥下。自分は、歯科医師としてどちらもできる。けれど、歯科の力だけで

はできないことがある。医科の力と知識が必要だ〉

安井は言った。医師、看護師、ヘルパーなどすべての力を結集した「地域包括ケア」をしたい、と。

「ボクも参加するよ」「よろしくな」

そして2020年4月、「ごはんがたべたい歯科クリニック」を開いた。患者宅をまわり、治療している。

ふつうの歯医者とは、どこが違うのか。斎藤は語る。

「患者さんの思いに応える歯医者だ、ということです」

病院やクリニックで治療を受けるとする。食べたいと思うのだけれど、医療者は、ダメだという。「誤嚥性肺炎になったらどうするんですか」などと言って。つまり、水や食べ物が食道ではなく気管のほうにいってしまい、肺が炎症を起こしますよ、と言うのだ。

けれど、患者は食べたいのだ。そして、家族も食べてほしいのだ。けれど、医療者に禁じられている。食べたいという思いを押し殺した日々を送っている。

斎藤は言う。

「私は、そういう患者さんたちを、たくさん見てきました。生きているんだけれど死んでいるよう。時計の針が止まってしまっているんです」

患者本人は、もちろんつらい。けれど、食べられないということは、家族を巻き込むことになる。

食べることができない人が家にいると、たとえば、こうなる。

食べさせてあげたい気持ちと、自分たちだけが食べるのは申し訳ないという気持ちとが交錯《こうさく》する。その結果、家族は、患者に隠れて、こそこそと、ササッと食べる。食事を味わう余裕なんか、ない。電子レンジでチン、はできない。チンという音もそうだけれど、おいしそうなにおいを漂わせてはならない。だから、冷えた食事を食べる。

いっしょにテレビを見ることができない。料理番組、グルメ番組はNG。旅行の番組もダメ、食事のシーンがある。

ドラマでも、食事のシーンはご法度《はっと》だ。「鬼平犯科帳」は、軍鶏鍋《しゃもなべ》屋での作戦会議が重要なシーンだけれど、それも、アウト。「相棒」には、小料理屋でのやりとりが欠かせないが、そのシーンもダメかもしれない。

斎藤は言う。食べられないということは、社会的な死を意味するのだと。そして、社会的な死は、家族などまわりを巻き込む。

「食べることができたら、止まっていた針が動き出します」

では、食べるためには何が必要なのか。

「一つはリハビリです」

食べられない原因には、口のまわり、のど、舌の筋肉の衰えがある。ちょっとずつ食べる、飲むことで筋肉を鍛える。そういうリハビリが必要なのだ。

ところが、病院は基本、リスクを回避する場所である。食べたら誤嚥性肺炎になるからと、ペースト状の流動食、チューブで胃に直接栄養を送る胃瘻《いろう》にしてしまう。食べることがなくなると、筋肉が衰えて、ますます食べられなくなる。長期の入院などで歩かずにいると歩けなくなる、あれと同じだ。

本人や家族が「食べられるようにリハビリしたい」と言っても、病院は言う。

「何かあったらどうするんですか」

斎藤は、食べられなくなった患者の口を診てきた。病院に、「この人はリハビリすれば食べられます」と進言しても許可が出ない。施設にいる高齢者の口を診て、「この人は食べられる」と言っても、トラブルで入院とかになったらどうするんだ、と断られる。

「歯医者って無力だな、と感じてきました。ところが……」。

「やまと診療所」の安井は違った。

「その人が食べたいと言っているんだ、思いをかなえてあげて」

2020年4月、斎藤は歯科衛生士らと訪問歯科を本格的にスタートさせた。

脳梗塞《のうこうそく》で入院し、誤嚥性肺炎を起こしたので食べることを禁止され、家に帰ってきた人がいる。コーラをちょっと飲むことから始め、プリンを食べられるようになって、パンケーキを食べられるようになって。いまはふつうに食事をしている。

ペースト食やゼリーしか食べられなかったのに、しっかり食べられるようになり、すたすたと歩いている人がいる。

「最初のひと口ができたとき、人は、すばらしい顔をするんです。あああ、って」

「社会的な死」で白黒になってしまった世界が、その人を中心に色づいていく。

その顔を見たくて、斎藤は訪問歯科をしている。

◈

「板橋中央総合病院」の医師、小坂鎮太郎《しんたろう》、1981年生まれ。

小坂の肩書は、総合臨床科の医長。さまざまな病気が併発しているとき、どの治療を優先させるか考え、治療する部署のトップである。

「やまと」の職員ではない。けれど、同志である。小坂もまた、患者を家に帰すことを目標に、治療をしている。

そして、「やまと」の院長である安井や、歯科医である斎藤らに、病院の患者を診てもらうこともあれば、病院の医師を訪問診療させてもらうこともしている。

「お互いに医療の質を上げられる。利害関係が一致しているんです、ハハハ」

神戸大の医学部を出た小坂は、長野県佐久市にある「佐久総合病院」で研修を受けた。地域医療で有名なのだが、小坂は、地域医療をしたいと思ったわけではない。地方で、ゆっくり勉強しようと考えた。

けれど、その選択があって、いまの小坂がいる。

その病院には、地域医療のチームがあって、家を訪問して看取りをおこなっていた。小坂が同行したある農村。死期が近づく患者の家に、村の人たちが集まっていた。そして、幸せそうに亡くなっていった。

小坂は、豊かさって何だ、と考えた。

〈大都会に暮らせば豊か、ではない。その人がその人らしく生きたかどうか、だ〉

その豊かさのために、医師として何ができるだろうか。

〈救命、それは当たり前のことだ。延命措置《そち》も正しいことだ。けれど、命を永らえた患者さんが、その後もその人らしく生きられなければ、意味がないんじゃないか?〉

医師としてできることは何だ。

その人らしく過ごしてもらうために、その人の体を立て直すことだ。

立て直せないときは、その人に、家族や仲間とどうやって過ごすか考える時間をつくることだ。

小坂は、いっしょに飲んだときに安井が言っていた言葉が忘れられない。

「否定的なことを言う人がいるのはわかっている。だから、圧倒的な成果を出してみせるしかないんだ」

小坂も同じ思いだ。

「議論し合い、高め合う。そんな姿を見た後輩たちが、さらに独創的なことをしてくれれば、こんなにうれしいことはありません」

小坂の電話が鳴った。「わかりました、引き受けます。運んでください」。コロナのクラスター（集団感染）発生の知らせだった。

❖　❖　❖

「やまと」は、年間に400件を超える看取りをしています。日本で有数の多さです。在宅医療PA、医師たちが患者と家族に寄り添っての最期。

患者やご家族は、どう思っているのでしょう。

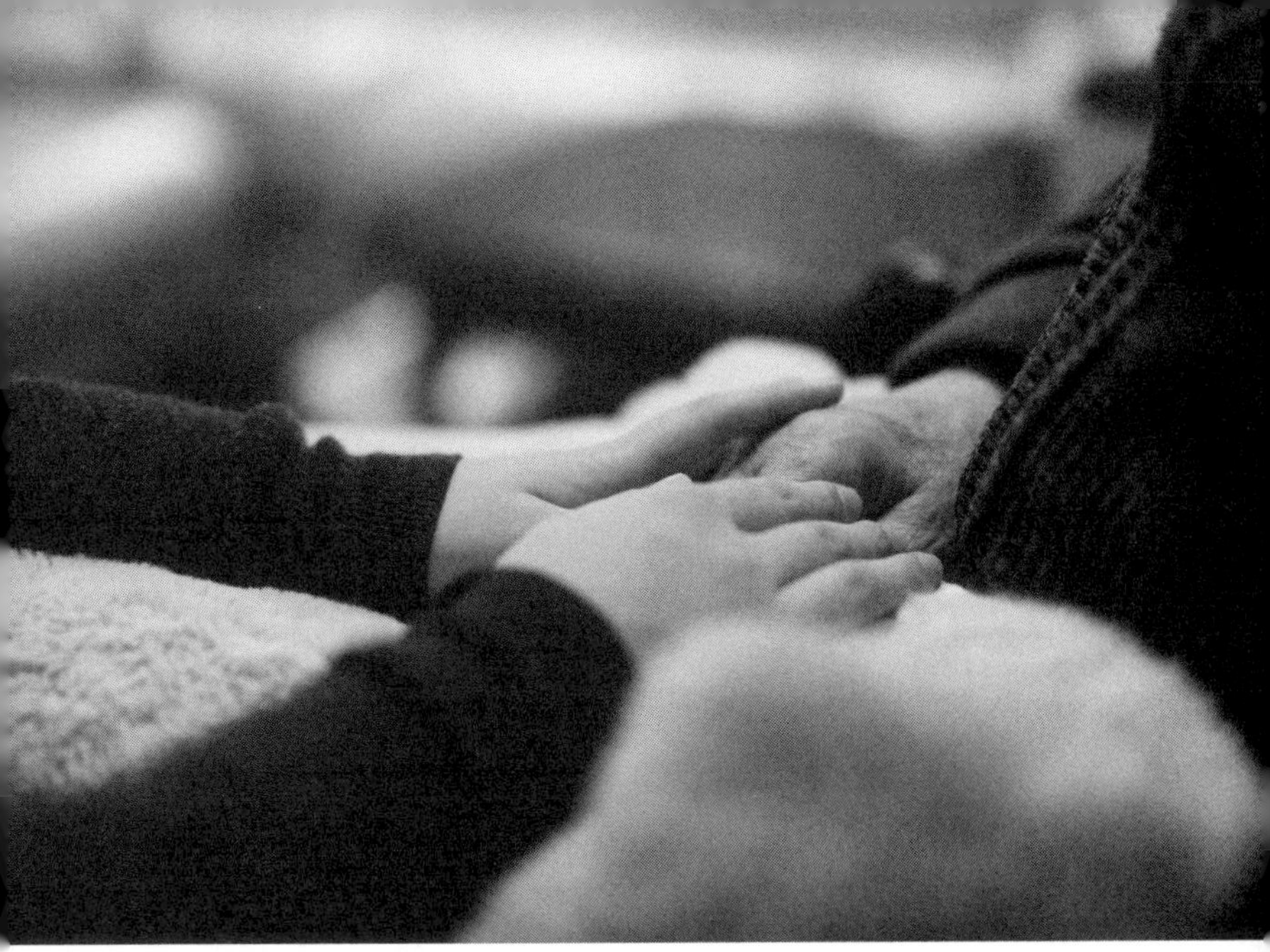

第4章

患者と家族

自分らしく最期を迎えた人たち

2020年6月。

ひとりの男が73歳で亡くなった。

妻と娘との日々を自宅で過ごしての、おだやかな死だった。

男は、めいっぱい働き、ゴルフなどスポーツを楽しみ、家族を愛した。

仕事は、自営業。新聞販売業などをいとなんでいた。大学を卒業し、結婚したのちに会社を起こした。地域の人たちに慕われ、新聞販売の世界での顔役になっていた。

野球少年だった。大人になって、ゴルフが好きになった。ゴルフ中継に一喜一憂し、みずからコースにも出た。

食べたいものを食べ、飲みたいものを飲み、ヨットでのクルージングを、ときどき妻といっしょに楽しんだ。

60歳を過ぎて後進に道をゆずり、すぱっと仕事をやめてからは、妻との日々。イタリアで家を借りて、いっしょに一カ月暮らしたこともある。夫婦の絆は太かった。

娘は介護の仕事についた。がんばっている姿を、夫婦はあたたかく見守っていた。

それは2018年7月のことだった。

男は、体調を崩した。病院に行く。医師の診断は、「肝硬変」だった。

体調に気をつけながらの、ひと月に一度の通院。あとは、ふだんとあまり変わらない生活をつづけていた。

1年と5カ月の月日が、流れた。

2019年12月、クリスマスのころ。

意識が混濁《こんだく》し、男は倒れた。病院に運んで医師に診てもらう。肝硬変からできてしまった腸の細菌が脳にきてしまった、とのことだった。2日ほど入院。治療を受けて、退院となった。

医師は、妻に声をかけた。

「奥さん、少しよろしいですか?」

妻に告げた、あまり長くないかもしれません。

「これからどうしますか?」

「自宅で、いっしょに過ごします」

「そうですか……。たいへんですよ」

「でも、本人も私も、自宅にいることを希望しているんです」

娘が介護の仕事をしていることもあって、家族みんなで話し合ったことがあった。

どこで最期を迎えるか、病院でいいか、自宅がいいか。

病院にいたらどうなるか。

病を治そう、治そう、治そう。そうなる。だから、まず自由が奪われる。どこにも行けなくなる。

もちろん、好きなゴルフをすることなんか夢のまた夢になるだろう。

男の好物は、ピザ。でも、病院食でピザが出ることは……、おそらくない。

命が危機を迎えたとき、おそらく延命措置がされるだろう。医療機器につながれて、意識がないままにギリギリまで生かされるだろう。苦しむだろう。

医師や看護師が来て、「生きて」、とがんばってくれるだろう。けれど、医療機器が出していたSOSの音が……。

家族は、こんな結論を出した。

最期は家で迎える。

妻が医師に、夫の死が近いと言われた場面に戻ろう。

妻には自信のようなものがあった。裏づけは、自分の父母を自宅で看取ったことだ。

〈夫も、自宅で、と望んでいる。私は、ぜったいできる〉

問題は、家で闘病するにしても治療をどうするか、だった。

おそらく病院に通わなくてはならないだろう。ふつうの通院なら、診療時間の予約ができるので、あまり心配はない。

でも、もし、ちょっと具合が悪くなって病院に行ったら、きっと、かなり待たされる。そして、診察はほんの数分。それが繰り返され、死に近づいていく。

夫を家に連れて帰ると宣言した妻に、医師は言った。

「在宅医療というものがあります。ご存じですか？」

初めて聞いた言葉だった。医師の説明によると、医師や看護師たちが定期的に家に来てくれる。そして、看取りの日まで、とても親身になってくれるという。

『「やまと診療所』というところがあります。ご家族が望めば、患者さん本人には病気のことを知らせない配慮もしてくれます」

それならと、妻は、医師に紹介を頼んだ。

年が明ける。2020年1月。

「やまと診療所」のスタッフが月に2〜3回のペースで家に来るようになった。医師とアシスタントさんだ。

〈アシスタントさんはPAと呼ぶんだ、へぇ〜〉

医師が男の体に聴診器をあてている。そのかたわらで、PAが血圧や体温をチェック。男が医師と話しているとき、PAは自分たちの話を聞いてくれる。不安、苦しみ、喜び。愚痴なのか、自慢話なのか、そのごちゃ混ぜなのか。自分でもよくわからないのだけれど、PAは聞いてくれる。

医師が男に聞かれたくない話をしようとするとき、PAが、さりげなく誘導した。

「ご主人はゴルフが好きなんですよね。どんなふうにするのか、あっちでゴルフスイングを見せて

ください ませんか」

別の部屋に連れて行ってもらっている間、妻は、医師から病状の説明を受ける。しばらくして、PAと男が戻ってくる。「ゴルフしてみようかな〜」、「そうしろよ。楽しいぞ〜」。そんな会話をしながら。

看護師も、定期的に来てくれた。肝臓の病なので、おなかがふくれてくる、少しずつではあるが。でも、看護師は言う。

「きょうも心臓の音はいい。おなかの音もいい。だいじょうぶ、心配ないです」

男から笑顔がこぼれる。妻も、看護師の言葉に救われる。

やまとの人たちは、男と妻に言った。

「しっかり薬を飲んでください。それと、運動してください。そうですねぇ……、散歩してくださ い」

天気のいい日。夫婦は、散歩した。冬だ、寒い。でも、青空を見上げながら、夫婦は言葉を交わした。

「春はもうすぐだな」

「そうね。桜が咲くわね」

妻は思った。

〈こうして過ごせるなんて。在宅医療ってすごいわ〉

2020年3月。

やまとの人たちが来るようになって2カ月たった。新型コロナウイルスの感染拡大で自粛、自粛となる少し前だった。

男はゴルフ場に出かけて、プレーを楽しんだ。通常なら18ホールをまわる。5ホールしかまわれなかった。けれど、一打一打、男は、かみしめるように打ったようだ。

その翌日、やまとのスタッフたちに、「ゴルフに行きました」と報告。みんな、手をたたいて喜んでくれた。

やまとのPAは、男の横にすわる。そして、ゴルフの話に花を咲かせていた。

「キミは、○○を知っているか?」

「プロゴルファーですね。え〜と」

PAは携帯端末で検索しはじめた。そして、男性に画面を見せた。

「この人ですよね。すごい人なんですね」

「そうなんだ、すごいんだ」

けれど……、食べる量は少しずつ減ってくる。活動範囲が小さくなっていく。

男は凜《りん》としていた。一日中パジャマ、なんていうグータラ生活はしなかった。毎朝、かならず着替える。やまとの人たちが来る日など、ちょこっとおしゃれした。

桜の季節が過ぎて新緑の季節に。

男は、ゆっくりではあったけれど自分で歩いてトイレに行った。体操もした。

ただ、人生のタイムリミットが迫っていることは明らかだった。

やまとの医師が、妻に告げた。

「近くなっています。あと一カ月ぐらいかもしれません。ご本人に告知されますか」

かたわらにはPA。こっちにあたたかい眼差《まなざ》しを向けてくれている。妻は言った。

「告知しないでください」

やまとのスタッフは、その気持ちを尊重してくれた。

ある日、男がポツリと口にした。

「あと3年は生きたかったなぁ」

そして……。

6月のある日。

先にも書いたが、男の好物は、ピザ。娘が焼いたピザを、ひと切れだけれど食べた。うまい、うまいと言って。

数時間して、男は苦しさを訴えた。やまと診療所に相談して薬を飲むことに。

いつもの夜、2〜3時間ごとに男はトイレに立っていた。けれど、その日はぐっすり寝ていた。

次の日、朝。

妻は男の手をとってトイレに行かせた。居間のソファにすわらせた。冷たいものを口にふくませた。

その日、介護の仕事をしている娘は、夕方から夜勤をすることになっていた。

男と妻と娘との3人の静かな時間が流れた。

お昼、おさしみでも食べましょう。妻は、近所のスーパーに買い物に行った。すぐ戻ってくるから、いいよねと。

男は娘に言った。

「ママはどうしたの？」

何度も何度も言った。

「ママは？　ママは？」

30分ほどして妻は戻った。

ソファには、妻と娘、間に男。

少しすると、苦しみだした。やまと診療所に妻が連絡。来てくれた看護師は言った。

「きょうはだいじょうぶ、かな」

妻は、そのときが近い、と覚悟を決めた。

看護師が帰ると、男は冷や汗をかきはじめた。そして10分ぐらいたっただろうか、呼吸が乱れてきた。

「パパ、ちょっと横になろうか」

妻の呼びかけに男は、応じた。

そして、横になったまま男は旅立った。

妻は思った。

〈あなた、よかったわね。女房と娘に挟まれて逝ったんだから〉

娘は泣きつつ笑いつつ、言った。

「私が夜勤に行く前に逝ってくれた。よかったぁ」

妻は娘に言った。

「最高の死に方だったわね」

うなずきながら娘は、言った。

「かっこよかったね、パパは」

やまと診療所に電話した。すぐにみんな、来てくれた。死を確認。「きょうはだいじょうぶかな」と言った看護師は、ひげをそってくれた。ＰＡは、かわいい花束を持ってきた。

妻は、スタッフたちに言った。

「みなさんがいなければ、主人との最良の日々を過ごせませんでした。私も最期は、やまとさんにお願いします。予約しましたよ、いいですね」

悲しみの中にも、笑いが起こった。

もし、「やまと診療所」に巡り合えなかったらどうなっていただろう。妻は、次のように思っている。

入院していたとしたら、病床にいなくてはいけないので、自由ではないだろう。好きなものは食べられない。勝手に散歩はできない。ゴルフは……、できるわけがない。ないない尽くしだっただろう。

通院していたとしたら。

脈が速くなったら大あわて、熱を出したら大あわて。救急車を呼んで病院へ、ということになっただろう。かえって家族はたいへんな思いをしたことだろう。

妻は、ふりかえる。

「夫は、なるべく自分でやろうと動いてくれた。それがよかったんです」

自分でできることは自分でする。凜とした男だったのがさいわいだった。動かなくなってしまうと、筋肉が衰える。歩けなくなる。あれ取って、これ取って、食べさせて、となる。

「生きる希望を、やまと診療所のみなさんが夫にくれました」

◇

「人生の最終段階における医療に関する意識調査」

国が2019年にまとめた報告書がある。

この中に、「最期を迎えたい場所」という質問がある。

どこで最期を迎えることを希望しますか。その問いに、「自宅」と答えた人の割合は、

一般国民　70・6%

医師　68・0%

看護師　65・8%

介護職員　70・8%

つまり、市民も医療福祉関係者も、約7割が自宅で死にたいと答えている。

自宅以外で最期を迎えたいとした人に、その理由をたずねる。いちばん多かった答えは、

「家族等に負担がかかるから」

訪問してくれるかかりつけの医師がいない、24時間相談に乗ってくれるところがない、という答えもあった。

自宅で迎えたいと答えた理由は、

「住み慣れた場所で最期を迎えたいから」

「最期まで自分らしく好きなように過ごしたいから」

「家族等との時間を多くしたいから」

などが、いずれも60～80％をしめた。

だが、現実は厳しい。

少子高齢化にともなう労働人口の減少で、当たり前にあると思われてきた医療サービスができなくなる。

都市部では核家族化が進み、死に向かっている人を看取る経験をしている人が減っている。代々伝えられてきた看取りの知識も失われている。

その結果、２０３５年には47万人が、死を迎える場所が見つけられない人、つまり「看取り難民」になるという推計がある。

「やまと診療所」の在宅医療を受けた患者、家族は、自宅という死に場所を選べた。本人の意志に応える家族の覚悟、そしてそれに応える医療従事者の献身がある。

◇

１９３４年生まれの女性。彼女は、２０２０年の夏、93歳の姉を看取った。

現在、東京都内のアパートでひとり暮らし。朝のラジオ体操をして、身支度《みじたく》を調《ととの》えて、仏壇の水をかえて、お祈りをする。

この仏壇には、死んだ夫がいる。そして……姉がいる。

「あんまり長く生きすぎて、かわいそうなくらいでした。寝たきりでしたから」

姉を引き取ったのは、2012年ごろのことだった。姉は、心不全で入院していた。退院できるまで回復しても、行く場所がないので病床の日々。時が過ぎれば過ぎるほど、歩けなくなる。

だから、姉を引き取ったのだ。

アパートでいっしょに暮らしはじめたころは、姉は、歩行器を使えば歩けた。けれど脚《あし》などを骨折し、歩けなくなった。

妹も高齢者。いわゆる老老介護である。まわりの人は言った。

「お姉さんを施設に入れなさい。あなたが世話するのには限界がある」

「病院に入院させなさい」

ある病気で入院したときの姉の姿が思い出された。

病院の食事を、いっさい食べない。味が薄い、どろどろしている、などと言って。さらに、認知症ぎみで物忘れが激しく、攻撃性が増すばかり。介護をしてくれるヘルパーに抵抗する。

もし病院や施設に入れたら……。

〈縛られるなど身体を拘束されるだろう。食事はどうしたらいいの。アパートにいっしょにいたほうが、心が落ち着くわ〉

そして、やまと診療所にお世話になることにした。アパートに来た医者がやさしく、ていねいに話をしてくれる。妹は思った。

〈医者は偉そうな生き物だと思っていたのに、違うんだね〉

やまと診療所のスタッフはみんな、よくしてくれた。若い男性の医者が来ていた時期があった。姉は彼に、出身大学は、趣味は、といろいろたずねた。

「いくつになっても女性です。姉は彼に好意を抱いていたんでしょうね」

2020年7月のある日。

午前2時ごろ、妹はトイレに起き、姉の様子を見た。いつもなら、スースーと寝息をたてている、えっ、寝息がない。脈をとった、ない。やまと診療所の医師たちが、すぐ来てくれた。

姉は、眠るように逝った。

にぎやかな葬式をあげた。30人ほどが来てくれて、みんな、大いに笑った。

葬式を済ませ、墓への納骨も終えた。アパートに彼女ひとり。しーんと静かだ。姉の世話をするという仕事がなくなった。

〈心にぽっかり穴があいたって、こういうことなのかな?〉

夜、目覚める。

〈姉さんの様子を確かめなくては……、あっ、そっか、姉さんはもういないんだ〉

当然のことだが、時間とともに穴は埋まってきた。しっかり生きていかなくては、と自分に言い聞かせている。

ときどき、姉、そして父や母がいるお寺にお参りに行く。

〈私も年をとりました。なんとか守ってください〉

そうお祈りし、和尚《おしょう》さんの説法を聞き、感動して帰る。

神経痛はあるが、元気だ。けれど、いずれ自分の番が来る。少し離れたところにいる娘と相談する日が、いずれ来るかも。

決めている。

そのときが来たら、私は、ぜったい「やまと診療所」にお世話になる。

❖　❖　❖

患者とご家族に寄り添う。そのために「やまとの諸君」は何か特別なことをしているはずです。きっと。

次章でそれをひもときます。

その前に、事務スタッフたちも紹介しましょう。

幕間　やまとの事務スタッフも熱血だ！

「やまと診療所」の裏方スタッフを何人かご紹介します。

石本美代、１９７５年生まれ。

在宅医療ＰＡとして入り、その後、内勤としてＰＡのサポート役を買ってでている。

広島出身で、短大でデザインを学ぶ。広告代理店でチラシのデザインやＣＭ企画の仕事をする。そこから始まって、いくつか仕事を変え、派遣で不動産会社につとめる。正社員になり、７年ほど働いた。

広告という華々しい業界にいた。不動産会社の待遇もよかった。でも……。

〈モチベーション、下がっちゃう。なぜかな？〉

そのころ、おいっ子が生まれた。脳に障がいがあると知る。そうか！

〈私は、社会の上積みしか見てこなかったんだ。社会貢献してないじゃん〉

テレビで「やまと」のことを見た。自宅で自分らしく死ぬ。このことが頭から離れない。いままで自分は、そういうことを考えたこともない。

ＰＡについて紹介されていた。

〈そうなんだ、医療のシロウトでもできることってあるんだ！〉

私にも何かできるかも。心が躍る。「やまと」に行き、院長の安井の面接を受けＰＡに。そして、ＰＡ支援などの内勤にまわる。働きやすい職場にするためなどの提案をすると、つぎつぎに取り入れてくれる。

みんなの力を１２０％発揮させたい。それが、「やまと」が目指す社会につながるはずだから。給料は……、不動産会社にいたときより、がくんと下がった。でも、おカネじゃない。社会貢献だ。石本は、どうしても、この仕事をしたかったのだ。誰かがしなくてはならない仕事だ。じゃあ、誰がする？

私でしょ！

❖

中村梨乃、１９８５年生まれ。医療事務を担当している。

埼玉出身。３歳でクラシックバレエを始める。最初は、な～んにもできない。けれど、練習をしていくと足が上がるようになっていく。その場でくるくる回転する。その回転数が増えていくのも、快感。中学までは、バレリーナになろうと思っていた。

女子高校に進み、バトントワラーズをする。卒業後、ブライダルの専門学校に通うかたわら、飲食店でバイト。接客が好きだった。

千葉県は浦安市にある東京ディズニーリゾート。大きくてきれいなホテルが並ぶ。その一つに就職するも、激務だったので退社、衣料のチェーン店に転職した。そこに12年ほど。副店長までいった。

そのころ、母が闘病生活を始めた。入院、手術、自宅での介護。看護師やヘルパーたちが、すごくよくしてくれる。自分なりの恩返しができないか、と考えはじめた。

〈私に資格は何もない。でも、何かできるはずだ〉

ネットで調べていて、「やまと」を見つけた。中村もまた、衝撃を受けた。自宅で自分らしく死ぬって、すごいことだと。

それまで、入退院を繰り返していた母は、いつも言っていた。

「入院はイヤ。家にいたい」

「やまと」の面接を受けに行った。患者宅をまわるのに同行した。

まわるスタッフは3人。医師と、在宅医療PAと呼ばれる人だという。

家から家へ。その移動時間など、3人が会話をしている。どっちが上で、どっちが下、というのがない。対等に話をしている。言い合っている。説明がなければ、誰が医師で、誰がPAかわからないほどだ。

衣料チェーンにつとめていたころのことを、中村は思い出していた。

上司からの指示には従わなくてはならなかった。会社の方針は、ぜったいだった。中村がいろいろ提案しても、「それ、会社の方針と違うから」と却下された。

〈「やまと」では、スタッフは平等、対等のようだ。私は決めた！〉

2019年夏、中村は医療事務スタッフとして入った。患者や家族からかかってくる電話の応対、書類の整理、PAの支援など、することは多い。そういう裏方がいるから、在宅医療の現場はまわっている。

中村が「やまと」に入る4年ほど前、母は大学病院で逝った。在宅医療という手段がある、と医師や看護師たちは教えてくれなかった。いや、おそらく、医師たちは在宅医療という選択肢が頭に浮かびもしなかったに違いない。

自宅で最期を迎えたいと希望する人は、多い。「やまと」が在宅医療で結果を出していけば、その希望がかなう世の中に近づくはずだ。

中村は空を見上げて、誓う。できることが増えるのが楽しい。

〈お母さん、私がんばるから、そっちから見ていてね〉

❖

武藤公一郎、1985年生まれ。

肩書は、「やまと診療所」の院長補佐。組織づくり、スタッフの支援など、診療所の運営にかかわる、ありとあらゆる問題を担当する。

東京出身。母が忙しく働いていたこともあり、祖母といっしょにいる時間が長かった。

食事づくりは、武藤の役目。卵焼き、煮物などをつくる。祖母は、おいしそうに食べてくれた。

〈オレは、料理人になる!〉

ところが、高校生のとき、祖母が脳梗塞《のうこうそく》とがんで倒れた。そして、病院に1年ほど入院、逝ってしまった。武藤は悔やんだ。

〈もっとリハビリをすれば、おばあちゃんは家に戻れたかもしれない〉

リハビリで病が治るわけではない。けれど、少しでも動けるようになったり、おいしく食事をとれたりできたら、患者と家族の新しい生活を組み立てられる。

武藤は、理学療法士になった。いくつか病院を変わる。理学療法士でもマネジメントはできる、それを証明したくて、介護の会社に移った。結果を出して、統括マネジャーの肩書をもつほどに。

障がい者、高齢者……すべての人が生きやすい世の中になれば、という思いが募っていった。

30歳は人生の転機だ。環境を変えて、自分自身をステップアップさせたい。武藤はそう思っていた。

会社の上司と、「やまと」の安井が知り合いだった。

ある日、居酒屋で、武藤、上司、そして安井の3人で飲んだ。

武藤は、自分の思いを語った。マネジメントをして、世の中を変える力になりたいと。

安井は言った。

「やればいいじゃん」

〈はあっ？　初対面なのに、ぐいぐい来るな、この人〉

武藤は言った。

「でも、自信がないんです」

「わかった。PAで実力をつけたら、マネジメントをしてもらうから」

上司は笑っていた。

2015年、PAとして働きはじめた。祖母が病院で死んだので、在宅医療の意義を人一倍、感じてきた。病院勤務の経験も生かしていった。

そして、2020年4月、院長補佐になった。スタッフたちの成長を後押ししたいと、武藤は動きまわっている。

「もし、仮に、『やまと』を巣立っていく人がいても、ここで培《つちか》ったことを役に立ててほしい。こういう社会をつくりたいと発信できる力、理想を語れる力を育ててあげたいですね」

少し前まで、ときどき夢に、小さくなった祖母が出てきた。やさしそうな笑顔をしていた。

「でも、出てこなくなりました。おばあちゃん、安心したんでしょう」

❖

スタッフ紹介の〝おおとり〟は、この人。

島田奈奈、1981年生まれ。

広報担当として、メディアなどの取材を受ける渉外を担当する。

埼玉出身。演劇少女。高校生のとき、東京の原宿で歩いていてスカウトされ、芸能事務所に入る。

短大卒業後、一般企業に就職したが、芸能事務所の仕事もつづけた。

芸能界は、生き馬の目を抜く、たいへんなところだ。そして、事務所の力によってタレントの運命が左右される。

そんな現実を目の当たりにした。

結婚し、子どもが生まれる。

2017年5月、心機一転、働こうと企業の面接に行った。

陸橋の向こうにバス停がある。

よーし、行くぞー。

階段を上がりきり、道路を渡って、降り始めた。そのときである。

きゃー。

島田は、階段を4段落ち、踊り場に倒れた。ヒールが溝にはまってしまったのだ。

流血、動けず。面接予定の会社に電話して、「ケガをしてしまって行けません」と連絡。医師の診断は「骨折、6週間の安静」。

〈えーっ、就活できないじゃないか〉

けれど、この「階段落ち」が、島田を「やまと」に結びつける。

そもそも、踊り場があってよかった。もしなくて、下まで落ちたら6週間の安静では済まなかった。

しばらく安静にしていて、求人広告などを見ていた。「やまと」の求人が出ていた。

ふだんから「○○クリニック」などとボディーに書かれた往診の車が街を行き来していることに興味があった。

呼吸器疾患末期で、何度も緊急搬送された家族と同居していた経験があったからだ。

しかし、いままで出会った医療者は、聞いても誰も在宅医療を教えてくれなかった。

〈在宅医療って何だろう?〉

一カ月後の6月、「やまと」に入った。その1週間後、がんで闘病中だったフリーアナウンサーの小林麻央《まお》が、逝った。在宅医療を受けていたと知り、島田は思った。

〈最期の時間を自宅で家族と過ごせる。そんな在宅医療を、もっともっと広げたい〉

島田は、仲間を増やそう、理解者を増やそうと、精力的に動いている。

「やまと」のホームページから採用情報に入ると、女性の写真が出てくる。「本物の医療人が世の中を変える」というメッセージとともに。

それが、島田である。

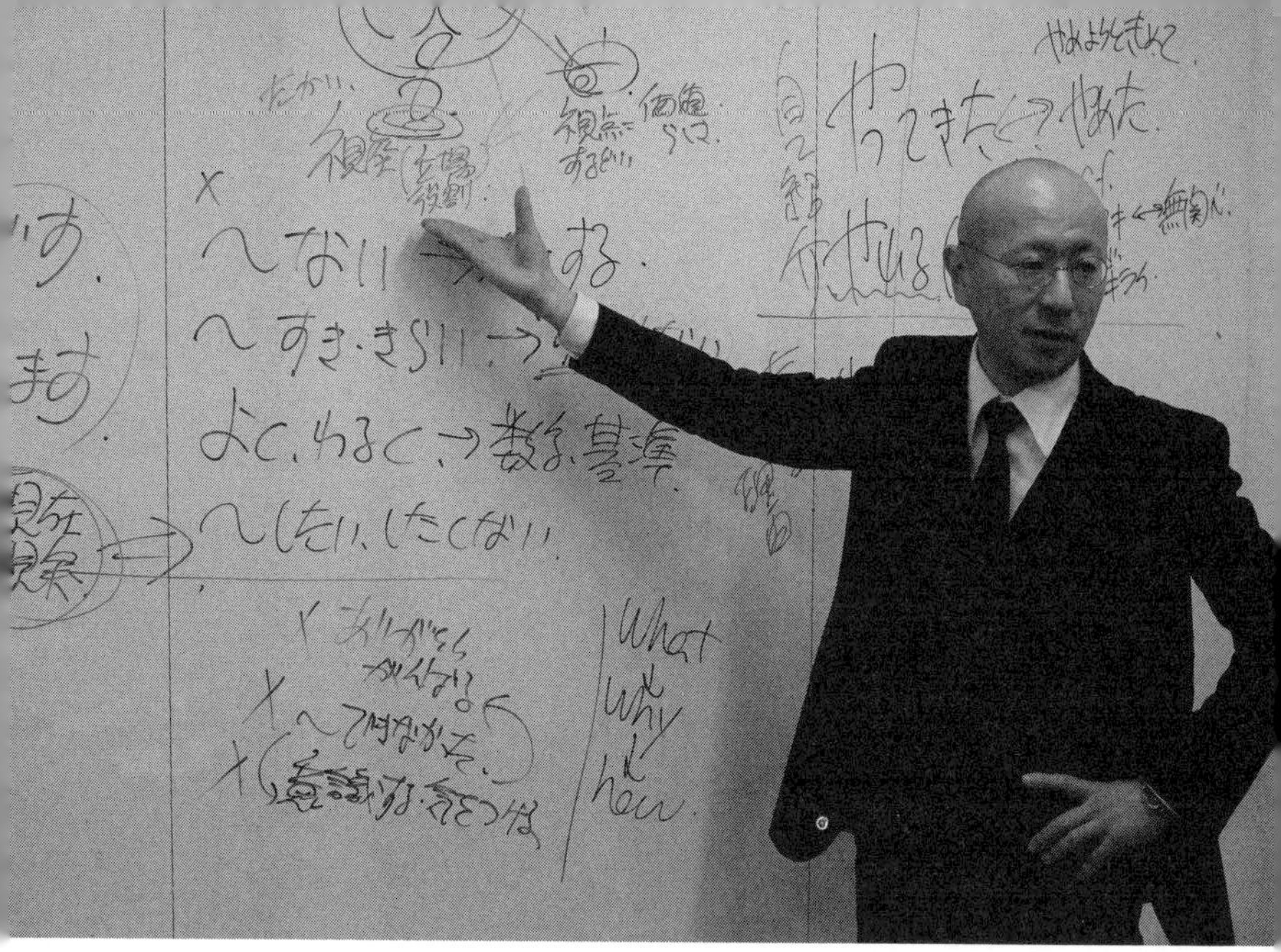

第5章

研修・組織づくり

看取りのプロ集団へのけわしい道

自宅で自分らしく死ねる、そういう世の中をつくる。この理念実現のため、がんばろう。よ〜し、円陣だ。

「ファイトー、オー」

しかし……これで実現できるわけがない。

「やまと診療所」のスタッフたちは、いつも、患者の生と死に向き合っている。毎日のように、命の炎が消える瞬間に立ち会っている。

「やまとの諸君」は、患者とその家族に寄り添い、踏み込みながらの医療をしている。だから、患者は、もはや「身内」みたいな存在である。

想像してみてほしい。あなたの身内が毎日のように亡くなるのだ。心身ともに相当厳しいものだと、理解していただけるだろうか。

もし、仮に、「仕事だからしている」というスタッフが来たら……。患者とその家族は、こいつは軽く考えている、と一瞬で見抜く。

そうなると、寄り添って踏み込むことなど、ぜったいできない。

だから、研修が欠かせない。

◇

2020年の秋、とある平日の夕方、東京は板橋区にある「やまと」の事務所。その3階の部屋に、看護師たちが3人、集まっていた。

これから研修を受けるのだ。

彼女たちは、「訪問看護師」と呼ばれる。「やまと」の医師や在宅医療PAたちは車でまわる。けれど、彼女たちは、それとは別行動で、一人ひとり、自転車で患者宅をまわっている。

それぞれ病院勤務などをへて、「やまとの諸君」の一員になったばかりだ。

机を囲む形で座っていると、講師の男、登場。研修、開始だ。

まず、看護師たち3人が、それぞれの思いを語っていく。ひとり目は、こう語った。

「別の場所で訪問看護をしてきました。でも忙しくて、業務をこなすだけで毎日が過ぎていきました。患者の方が何を思っているのか、ご家族たちの背景に何があるのかなど、まったくわからないで処置をしてきました。ものすごく違和感がありました」

ふたり目は、語った。

「総合病院で働いてきました。何となくやってきたんですが、精神的に疲れてしまいました。これから看護師としてどう生きていくかを考えたとき、在宅医療をしたいと思いました。入って2カ月ですが、患者や家族さんから直接気持ちが伝わってきます。たいへんだけれど、楽しい」

そして、最後のひとり。

「病院は、当たり前ですが、病気を診ていく。患者さんその人の生活や人生は、関心の外。病気が主体なので、看護の仕事が『業務』になってしまう。だから、病院には違和感があります」

そんなふうに語る3人に、講師の男は、ほほえみ、口を開く。

「だいぶしゃべれるようになったね。言葉で思っていることを伝えることは、とても大事なことなんです」

そのとおりだなあ。

で、この男、誰？

◇

里《さと》憲治、1975年生まれ。

医学部や美術大学を目指す人たちの予備校などで、英語や国語、そして、小論文や面接の受け方を教えている。これまでに1万を超える生徒たちに、魂を震わせる講義をしてきた。

では、医療の専門知識や技術は……？

「教えること、できません」

では研修で何を教えるの……？

「何も教えていません」

えっ？　そうなの？

東京出身の里は、東京都立豊多摩高校に進んだ。この高校からは有名人が何人も出ている。

詩人の谷川俊太郎
アニメの巨人、宮崎駿
俳優、イッセー尾形
サザエさんの声優、加藤みどり

入学すると、高校3年生たちがズカズカと教室に入ってきた。そして、問われた。

「おまえは何者だ?」

「新入生の里と言いますが……」

「名前を聞いているのではない」

答えを見つけようと、考えに考えた。それが、里の原点であり、「やまと」での研修はその延長線上にあるのだとか。

「研修では、スタッフ一人ひとりに問いかけるのです。『自分は何者なのか』、『何をしたいのか』、『なぜ仕事をするのか』、そして『なぜ、やまとにいるのか』などと。考えてもらい、自覚してもらい、そして言語化、つまり説明できるようになるお手伝いをしているだけです」

里の経歴は、ユニークである。

大学在学中からNHKの人気番組「ためしてガッテン」のアシスタントディレクター、いわゆるADを10年してきたのだ。

早稲田大学の教育学部に二浪の末、入学、留年、退学、再入学……。卒業したのは31歳のときだった。

在学中から予備校の講師も始めた。だから、卒業に時間がかかった、――ということにしておこう。ちょうど番組が始まるころだった。厳しいロケも多いので元気な学生を集めよと、大学のサークルなどに声がかかる。声がかかった友だちに、「おまえも来いよ」と、里は誘われた。

ＡＤの仕事は、小間使《こまづか》い、何でも屋である。いちばん大切な使命は、ロケの準備だった。番組のディレクターやプロデューサーたち大人は、まず番組のテーマを決める。そして、大学の教授や病院の先生に、「このくらいはいいんじゃないか」とお墨付きをもらう。

たとえば――。

「二日酔いでヘロヘロになっているときに回復できる飲み物は何だ」

こんなテーマの場合、里たちＡＤは、24時間飲まず食わずにされ、そのあと日本酒を飲み、自転車をこがされてヘロヘロ状態。そして、二日酔いによいとされるさまざまなものを飲まされる。たとえば、シジミの味噌汁なんかを飲まされる。で、回復、できたか？

こんなテーマもあった。

「家庭でおいしくケーキを焼く方法は、何だ？」

里は、ちょこっとなら料理ができた。

「憲治、おまえ、料理できるな？」

「できます」

「ケーキ、焼けるな？」

「焼けません」

「だったら、行け！」

行ったところは、料理学校である。そこで、ケーキの焼き方を徹底的に教わる。ある程度、焼けるようになると、本番だ。バターの量などに差をつけてつくってみるのだ。

こんなＡＤ生活は大学より楽しかった。気がつけば、およそ10年していた。

さらに、医学部予備校や美大予備校で講師のバイトをした。31歳で大学を卒業し、予備校講師を軸にした仕事をするようになる。

予備校には、現役合格を目指す高校生も来れば、何浪もしている若者も来る。

里は、それぞれに問う。

「なぜキミは医者になりたいんだ」

たとえば、こんな答えが返ってくる。

「医者の家に生まれたからです」

「恵まれた環境に生まれたということだよね。それは、きっかけだ」

こんな答えもある。

「テレビドラマを見て感動したからです」

「それも、きっかけにすぎないね」

浪人生たちの言葉を、里は、言葉で切り捨てていく。そして、受験生たちに、こう言うのである。

「予備校というところは勉強するところじゃない。まず、合格するところだ。そして、合格までの時間で人生を変えるところだ」

この言葉が、本当は過酷なことだ、と里は思っている。自分が、自分の人生を決めたのは31歳のときだった。ところが、予備校生は20歳《ハタチ》前後で医者の道を歩むかどうか決断しようというのだから。

里は、予備校生たちに言う。

「オレの人生をふりかえってみても、100のうち99はうまくいかないものだ。そして、残りの1を実現できるかどうかは、意志にかかっているんだ」

予備校生たちと話す。とにかく、言葉で徹底的にやっつける。すると、泣きながら語るようになる。

「そうなれば、しめたものです。なぜ医師になりたいのかを徹底的に考え、意志を固めたのです。受験勉強への取り組み方が変わります」

ふりかえれば、里は子どものときに、意志の強さが大切だと聞かされていた。

母から聞いていたのだ。戦争にともなって満州で過ごし、過酷な経験をして日本に帰ってきた祖父の話を。

じいちゃんは言っていたそうだ。

「畳の上で死にたい、母ちゃんがつくったあんころ餅が食いたいとか、そういう意志があった連中が生きて帰ってきた」

では、「意志の人」のはずの里が、現役高校生のとき、なぜ早稲田大学の入試に落ちたのか。自身の分析はこうである。

「自分も当然、早稲田の学生になると安易に考えていたんです」

現役では落ち、一浪しても落ち、別の大学に入った。大学生活は楽しかった。教授や友だちにも恵まれた。

しかし、どこかで満足している自分に違和感があった。

自分は早稲田にあこがれているんだ、と気づいた。ぜったい早稲田に行く、と決意した。

甘さが身にしみた里は、大学を中退し、ふたたび受験勉強を始めた。勉強への真剣さが、変わった。滑り込めた。

里は、言う。

「生き方を変え、意志を固めて貫けるのは、自分だけなんです」

100人いた予備校生が、里の言葉の投げ方に負け、最終的には30人ぐらいになることもあるという。

嫌われても、嫌われても問いつづける。

けれど、残った者は、ほとんど医学部に合格する。教師の言葉ではない。本人の意志の力、なのだと里は考える。

入学試験シーズン直前の授業で、里は予備校生たちに最後の言葉を贈る。

「オレは、キミたちの幸せはいっさい考えていない。キミたちは五体満足で、予備校にカネを使って、背筋を伸ばして大学に入って、親から授業料を何千万円と出してもらう。幸せじゃないはずがない」

「キミたちは、現時点で幸せだ。よほどのことがないかぎり、これからも幸せだ。合格するでしょ、だってオレが教えてんだから。ラーメン屋がラーメンを出すみたいなもんだからね」

「オレは、キミたちがどんな人間を幸せにしていくのか、それだけを楽しみにしている。行ってらっしゃい」

◇

「やまと」の看護師たちの研修に、話を戻そう。

里は、看護師たちに語りかける。あるものからソレを抜くと、あるものではなくなるソレがあるとします。たとえば、あんパンから餡《あん》を抜くとあんパンではなくなります。

「みなさんは看護師という資格をもっています。何を抜いたら、あなたの看護は看護でなくなってしまいますか」

「あなたにとって、あんパンの餡、かけがえのないモノは何ですか？」

訪問看護を終えた看護師がまたひとり、研修に加わった。看護師4人を相手に、里が語る。

「パンが焼けたからいい、ではダメなのです。誰でも、ちょっと練習すれば焼けるようになるんです。でも、かけがえのない中身がともなっていないから、焼けただけのパンです」

かつて、NHKのADをしていたとき、ケーキづくりを突貫工事で身につけた。そのことが、里の頭をよぎっている、おそらく。

「かけがえのない餡。これがあれば、あんパンだけではなく、汁粉にも大福にもなれる。可能性が広がる。だから、餡が大切です」

そして、看護師という仕事の話になる。

看護師の資格をもっている人は、いくらでもいる。かけがえのない餡がなければ、取り換えがきく。「みなさんは看護をしているけれど、『やまと』で求められている看護は、いままでの看護ではない。自分にとっての餡をしっかりつかんで、可能性を広げてほしい」

「その可能性を広げていく過程が、我々への貢献であり、地域への貢献、この国への貢献につながる。もっともっと大きく言えば、人間の幸せにつながる」

次に、権力と暴力の違い。これについて里は語る。権力とは相手の合意をとってふるうもの。けれど、とらなければ、それは暴力となる。つまり、権力の乱用、横暴は暴力である。

「医療というものは暴力になりやすい。合意をとると言っても、何をもって合意とするのかがわからないから」

医療では、相手、つまり患者やその家族は、弱者であり、医療のシロウトである。だから、暴力をふるわれていることにさえ気がつけない場合もある。

それを防ぐには、どうしたいいのか？

「それは、医療者の力しかないんです」

「伝える」と「伝わる」の違いについて、里は話した。

いちばんまずいのは、伝えたいことが何もなくて、ただただ言われたとおりのことをすること。忘れてならないのは、伝えたいという気持ちがあっても、伝わるかは相手次第だということ。こっちはよかれと思ってやっていても、相手にとっては大きなお世話、ということだってある。

「大きなお世話、それも、医療者はしやすい。予備校の講師をしている私もそうですが、『先生』と呼ばれて頭を下げられると、よかれと思ってやっているんだからと悦にいってしまう場合があるんです。おそろしい」

知ってほしいこと、考えてほしいことを、里はまだまだ語る。

「論理ない、理論ないで、感情的に実践するのはやめてください。まず、論理を身につけましょう、そして、己《おのれ》の理論を固めましょう。論理にのっとって相手の理論を聞けるようになりましょう。そして、実践し、また理論を練り直しましょう。うまくいったら相手とともに喜んでください……、でも、それは、『私《わたくし》』、の話です」

1万に近い人たちに話しつづけてきた男、よどみがない。

「重要なのは、患者さんや家族の感情なんです。その感情を、みなさんが共有できる。そのときこそ、いい仕事ができたことになるんです」

言葉の定義を、里は矢継ぎ早に語っていく。「やまと」の医療人として考えてほしいことを、ちりばめながら。

そして里は、巧《たく》みに、受験生の話を間にはさむ。先に書いたが、里は、大学受験に向かう生徒たちへの最後の授業で、わざと突き放す。「キミたちがどんな人間を幸せにしていくのか、それだけを楽しみにしている」と。

けれど、メールアドレスは伝えておく。何かあったら教えてね、と。苦しみの中で歯を食いしばって何をなしとげるかを知りたいから。多くの人の喜びになっていくかを知りたいから。

「自分のことから、ではない。目の前の患者や家族の感情を最優先に考える。目の前の人の気持ちから考える。目の前の人の苦しみから考える。彼らは医療のシロウトだから、医療の理論をもたない。医療を理論的に実践できるのは、誰だ？」

そう、看護師のみなさんだ!

◈

里が、「やまと」の院長である安井と知り合ったのは、NHKでADのバイトをしていた学生時代だった。集められたバイトはみな「戦友」で、よく飲み、よく語った。そのうちのひとりから「おもしろいヤツがいます」と紹介されたのが安井だった。

それからというもの、ふたりはよく話した。とくに、安井から電話をしてくるケースが多いという。

「里さん、メシでも食いませんか?」

「ここに転職しようと思っている」

「大震災があった東北で活動してみる」

「在宅診療、東京で法人化する」

そして……。

「これから規模を大きくする。手伝って」

はい、喜んで!

「やまと」に新しくやって来たスタッフは、全員、里の研修を受ける。まず自己紹介。自分は何をやってきたか、やれるか、自分って何。とりあえず4日間にわたって受ける。

性質と性格と人格。論理と倫理、感情、実践……。

さしあたっての目標は、これだ。

「自分が何を大切にしているか」を「10歳がわかる言葉にする」

医師、看護師、ケアマネジャー、理学療法士、そして在宅医療ＰＡ。さらには、事務スタッフ。

「やまと」では、それぞれが日報を書き、情報をしっかり共有する。「きょう、こんなことがあった」――という日報を書いているのではない。日々、考えていること、経験してきたことなどを書いている。

それは、この本の第1章の中で紹介したＰＡの日報を読めば、わかるだろう。

すべてのスタッフに伝えるには誰にでもわかる言葉でなければならない。最期が迫っている患者、その家族に寄り添おうと思っても、小難しい日本語では伝わらない。やさしい日本語でなければならない。

「ＰＡは学歴も経歴もバラバラです。何も考えてこなかったヤツでも、こういった研修を受けると、自分で考えはじめるようになるんです」

さらに、転職してきた医療スタッフが、これまで「正しい」と思ってきたことを、「常識」をたたき壊す。

「いちばん困るのが、前の職場での成功体験をもってきてしまうことなんです。自分は正しいと正当化してしまい、『やまと』の理論とぶつかる。ぶつかっても、それを機に変われればいい。または、ともに変わる。つまり、組織を改善できればいい。しかし、『私は正しい、あなたが間違っている』とただぶつかりつづけると、組織が中から崩壊しかねません」

こんな研修もする。

自分に最期が迫っていて、大切な人に向かって手紙を書く。自分の人生の総括でも、大切な人への思いでも、遺言でもいいから。そして、お葬式で、その手紙を代読してもらう。

そんな設定の研修だ。

研修に参加したスタッフが書いた手紙は、隣の人に声に出して読んでもらう。読んでいる人は、書いた人の思いを受け止める。聞いている人は、その手紙を自分の人生と重ねる。そうして、生と死を頭の中で思い浮かべ、考える。

なぜ、そんな、「模擬告別式」をするのだろう。里は言う。

「在宅医療の現場で、あなた死ぬ人、私生きる人、という関係になってはならないからです」

看取りをする先に、毎日元気よくピンピン働いているスタッフが行く。もし、そのスタッフが「死」について考えたことがない人間だったら、患者とその家族は、そのことを一発で見抜く。寄り添おうと思っても、踏み込もうと思っても壁が立ちはだかる。拒否されてしまう。その段階で、「やまと」の敗北である。戦艦大和、撃沈である。

「もし自分の中に『死』がないスタッフがいたら、そのことを自覚してもらい、死を自分ごととして徹底的に考え、受け止めてもらうのです」

あなた死ぬ人、私生きる人。そうではなくて、最期の一瞬までともに生きる人、であってもらいたい。

だから死、まずは自分の死を考えてもらうのだ。さらに、自分は「正しい」という自負があるのなら、それを否定させる。私は誰だ、自分ってなんだ、仕事ってなんだと問いつづけさせる。

「自分の中で言葉にならないほどのショックを受ける人もいます。そういう経験をへないスタッフは、恥ずかしくて患者さんたちの前に出せません」

ショックを受けてやめてしまう人がいる。プライドが許さないのかもしれない。

在宅医療PAの若造が汗をかき、涙を流しながら、患者と家族に向き合っている。その姿を見て、転職してきた看護師はショックを受ける。

〈自分はこんなことできるのか？　これは看護師の仕事じゃない、ぜったい〉

患者たちからのPAへの信頼度がすごい。ショックだ。ここで前に進むか、やめてしまうか、である。

「在宅医療、看取りは理屈でできる世界ではないのです」


さて、看護師4人の研修に戻ろう。

里は、とある医学部の入試問題、小論文の課題を示した。

写真が1枚。がれきの山から犬を助けた自衛官が、犬を抱きかかえている。

「集中豪雨による土石流《どせきりゅう》のため倒壊した家屋から1匹の犬が救助された。この写真から思うことを800字以内で述べなさい」

しばらく間をおいて、里が口を開き、零点答案を2例、その概略を紹介した。

1例目。

「犬が助かってよかった。人の命も犬の命も大事だ。私もこういうすべての命を救える医者になりたい」

里は笑って、この答案を突き放す。

大学の医学部じゃなくて、獣医学部にでも行きなさい、だから零点。

2例目。

「自衛官は優秀だ。自衛官は犬も救うのだ。犬の命も人の命も大切だ。命はすべからく平等であるべきだ。私は、常に命を第一に考え、患者のためなら自らの危険を顧みないような医者になりたい」

里の突き放しが炸裂《さくれつ》する。

じゃあ防衛大学に行きなさい。百歩ゆずって防衛医大に行きなさい。

なぜ零点なのか。それは、犬や自衛官について書いているからだという。そこには、これから医療人になろうという人間の視点や視座、問題意識がないのだ。

世の中には、理想と現実がある。その間には開き、つまりギャップがある。ギャップは、放っておいては埋まらない、いや、放っておくとギャップが広がってしまう。そのギャップ、言い換えれば問題を少しでも小さくする、その一つが、医療である。

入試問題の写真、そこから、理想と現実、そのギャップを見いだし、解決していこうとする。里から見た合格答案を3例。その概略を語り出した。

まず一つ目。

「その写真は、女性の帝王切開だ。自衛官が医者で、犬が赤ちゃん、がれきの家が母胎に見える」

「私の姉は不妊治療をしていた。カネも時間もかかるし、屈辱《くつじょく》、つらい思いをたくさんして、やっと生まれようとしていた。だが、流産してしまった。姉は、見ていられないぐらい悲しんでいた」

「医学が進んだと言われるけれど、なぜ女が苦しんでいるんだ。みんな妊娠、出産というと、ステキな面に目を向ける。その裏に、どれだけの苦しみや悲しみがあるか知らないのだ」

「私は体験していないけれど、これほど女って苦しいのか、悲しいのか。もし、それを和らげられるなら、解決できるなら、私は医学の道を目指す」

なぜ合格なのか。人が生まれてくるのは悲しいことなんだ、という問題意識。それと現実を理想に近づけようとするギラギラ感がすばらしいのだ。いま、この答案を書いた女性は、産業医として女性の苦しさ、悲しさに寄り添っている。

二つ目は男性の答案。

「もしこの写真が新聞、テレビに出れば、全国から称賛の嵐だろう。自衛官は犬をも救う、人の命も犬の命も平等だよと。誰もが拍手を惜しまないだろう」

「けれど、この写真のがれきの中に、血だらけでうめいている人間を入れる。それが写真として出れば、非難の嵐が吹く」

「ゆえに、『命は平等である』というのはウソだ。命は不平等なんだ。そのことに目を向けていないから、だれも命の不平等さを正そうという行動を起こさないんだ」

「オレは、現状を許さん。命の不平等さと闘うのは誰だ、医者だ。だから、オレは医者になる」

答案を書いた男性は、いじめっ子とけんかして歯を折ったぐらい熱いヤツだという。

そして、三つ目、別の男性の答案。彼は臓器移植反対論者だった。

「この写真が、臓器移植に見える。自衛官が医者、犬が臓器、倒壊した家屋のがれきは、ドナーだ。私は臓器移植に反対だ。だから、臓器移植ができるようになり、それから移植反対を訴えたい」

この男は、臓器移植で実績を上げている大学の試験を受けた。面接の時間、男と面接担当者とは、けんかしつづけた。面接担当の先生が言ったという。

「うちに受かったら来るんだろうな」

郵 便 は が き

料金受取人払郵便

本郷局承認

3935

差出有効期間
2022年1月31日
まで

(切手を貼らずに
お出しください)

113-8790

473

(受取人)

東京都文京区本郷2-27-16 2F

大月書店 行

注文書

(裏面に住所・氏名・電話番号を記入の上、このハガキを小社刊行物の注文に利用ください。指定の書店にすぐにお送りします。指定がない場合はブックサービスで直送いたします。その場合は書籍代税込2500円未満は800円、税込2500円以上は300円の送料を書籍代とともに宅配時にお支払いください。)

書 名	ご注文冊数
	冊
	冊
	冊
	冊
	冊
指定書店名 (地名・支店名などもご記入下さい)	

ご購読ありがとうございました。今後の出版企画の参考にさせていただきますので、下記アンケートへのご協力をお願いします。

▼※下の欄の太線で囲まれた部分は必ずご記入くださるようお願いします。

●購入された本のタイトル		
お名前《フリガナ》		年齢　　歳
電話番号（　　）　—	ご職業	
ご住所 〒		

●どちらで購入されましたか。

市町 村区　　　　書 店

●ご購入になられたきっかけ、この本をお読みになった感想、また大月書店の出版物に対するご意見・ご要望などをお聞かせください。

●どのようなジャンルやテーマに興味をお持ちですか。

●よくお読みになる雑誌・新聞などをお教えください。

●今後、ご希望の方には、小社の図書目録および随時に新刊案内をお送りします。ご希望の方は、下の□に✓をご記入ください。

□ 大月書店からの出版案内を受け取ることを希望します。

●メールマガジン配信希望の方は、大月書店ホームページよりご登録ください。（登録・配信は無料です）

いただいたご感想は、お名前・ご住所をのぞいて一部紹介させていただく場合があります。他の目的で使用することはございません。このハガキは当社が責任を持って廃棄いたします。ご協力ありがとうございました。

男性は合格しその大学に行った。

里は、看護師たちに言う。

「これが、『自分は何者なのか』『何をしたいのか』を考えつづけ、自覚した18歳、19歳の問題意識です」

看護師たちは神妙に聞いている。自分だったらどんなことを書くか、考えている。

里の研修、まだまだつづく。

予備校で生徒に、かならず聞くことがあるという。キミ、医者にならなかったらどうするんだ？

こんな会話になったことがあるという。

「キミ、どうするんだ？」

「いえいえ、医者になりますんで」

「ケガをして両手両足がダメになった、医者になれないとなったら、どうするんだ？」

「いや、気をつけますから」

こんなことを言う生徒もいたそうだ。

「死にます」

そんな生徒たちに、里は諭《さと》す。

「キミは医者になるべきではない。己の人生のために医者になろうとしているだけだ。それは、やめてくれ」

やめろ、と言うのは、真剣な自問自答へ導く仕掛けだ。

医者にならなかったらどうする、という問いに、こう答えた生徒がいたという。

「寿司屋か手品師になります。オレは手に職をつけて、世界中の子どもたちを笑顔にしたいんだ。おいしい寿司を食べさせ、見たことのない手品を見せれば、笑顔になるでしょ」

なるほど、と里はうなずいた。

「でも、人が笑顔を失うのは、病気やケガが多い。ケガをして部活の練習に出られない、それだけでも悲しかった。いつもの生活の中で苦しまなくてはならなかったら、よほど苦しい。それが子どもだったら、なおさらだ。だから、オレは医者になって、子どもたちを救いたい」

おまえ医者になれ、医者になれ、と里は言った。いざとなったら、寿司を握れる医者になれ、手品ができる医者になれ、と。世界には、紛争、戦争、貧困などで、笑顔になれない子どもがいる、不平等だ。

だから、おまえ、医者になれ。

ただし、勉強、もっとがんばれ。

彼は勉強をがんばった、そして医学部に進んだ。

これも、あれも、それも。いい答案はみんな、問題意識が優れていた。意志があった。

そして、里は、予備校での逸話《いつわ》を、こんな話でしめくくった。

「患者さんの気持ちになってあげられる医者になりたい、という生徒がいました。私はこう質問しました」

じゃあ、病気の痛さでのたうちまわっていて、モルヒネを打って、小学生の娘を残して逝く40代のおじさんの気持ちになってごらん。

その生徒は、キョトンとしていた。

「相手の気持ちを、自分の主観で想像するだけではダメ。それは妄想《もうそう》です。相手の痛み、苦しみに気づき、客観的な情報をできるだけ集めることです」

里は、自分が書いてきた文章についても、看護師たちに披露《ひろう》した。

1995年の阪神・淡路大震災のときに書いた文章、2011年の東日本大震災のときに書いた文章。ともに、多くの方が亡くなった大災害で、死について考えた文章である。

そして、2004年に書いた文章は、これである。

タイトルは、「爆弾装備」。


2004年8月6日に伯父が亡くなった。形見に彼の文章をもらう。退職後、こつこつ綴《つづ》っていたという、ワープロに残された未完の半世紀である。警察官らしい簡素でキビキビとした言葉遣いで、気魄《きはく》はひざを正さしめる。オレはオジさんをよく知らなかったんだなあ、と読み進めるうち、「陸軍特別攻撃隊の爆弾装備の作業に従事中八月十五日の終戦を迎えた」の一行にあたる。息をのんだ。

小学校にあがった頃だと想う。伯父の家を訪れたある日、私は紙をもらって、当時こっていた零戦の絵を何枚も何枚も書いていた。何か言いたげにそのようすを眺めていた彼は、ふと衝《つ》かれたように、コックピットや増槽《ぞうそう》(筆者注：燃料タンクのこと)の位置、日の丸の大きさなどを細やかに指摘した。

驚いて顔をあげると、「それが本当なんだよ」と独り言のようにつぶやき、大きい手でゆっくりとタバコに火をつけた。柔らかい笑顔は、あきらかに私以外の何かを怒り、哀しみ、懐かしんでいた。

幼いなりに、ふれてはならない大人の深い心を感じ取ったのだろう、寡黙《かもく》で、いつも優しく頭をなでてくれるその人を見てはいけないのだという気持ちになって、私はうつむいたまま、黙ってドラえもんか何かを書きなぐっていた。

それから伯父は、あの日の落書きのことを、とうとう一度も口にしなかった。

里は、戦争と死について、研修を受けている看護師たちが考えるきっかけをつくろうとしたのだ。そして、「やまと」の院長、安井がミャンマーにいたころに書いた文章も、読んで聞かせた。この本の第2章で紹介した、自分は何ができるのかと苦しむ気持ちをつづった文章である。

里は、こう思っている。

〈世の中に「やまと」は必要だ、オレが力尽きるとき、「やまと」の人たちに頼りたい〉

では、なぜ、「やまと」の研修を引き受けているのか。

「院長の安井が、頭でっかちなヤツなら、『がんばれよ』で終わっています」

学生時代から安井と語り、思いを実現し、ともに喜んできた。

安井が頭の中で描く「自分らしく死ねる世の中」、そんな世の中にするために行動する彼の力になりたいと思ったのだ。

「民間の力でどうにかしようという民草《たみぐさ》の想いは、公《おおやけ》とぶつかるかもしれません。『やまと』が広げようとする新しい倫理が、古い道徳とぶつかるかもしれません。しかし、理論と実践を通じて世の中を変えていく火、『焔』になる。その火はくすぶってはなりません、広げていかなければ。だから、私は、安井に、『やまと』に惜しみない協力をしていきます」

看護師さんとの研修、とりあえず、里はこう締めくくった。

「みなさんも死にます。私も死にます。生にどうしても力をおこうとすると、延命治療になります。脳死の問題などに行きつきます。死に重きをおくと、おそらく、安楽死や、人間の選別につながります。役に立たないからと障がい者たちを殺害した相模原事件の話とかになります」

「生と死を両極で考えてはなりません。この世に生をさずかったときから死と生はともにあるのです」

「自宅でその人らしく死ねる。そういう世の中をつくろうとしている人が、死を想いつつ、自宅で自分らしく生きていなくちゃ、ちゃんちゃらおかしいです。その人が、自分らしくいなければ、看板に偽りありです」

研修を受けた看護師たちはどう感じたのか。

「これまで自分は、自分のことを考えたことがない人間だった。これから考え、言葉にしていきます」

「自分の命の使い方を考えはじめました」

考えつづけることは、苦しい。でも、歩みを止めてはいけない。やまと診療所は、考えつづけるクリニックなのだ。

「死が怖かった。眠れなかった。祖母の死を見て自分も死ぬんだ、焼かれるんだと思ったんです。

人のためになる本当のことを、突き詰めて考えていきたい」

「研修が始まる前、生と死を安易に考えていた。人に対しても自分に対しても、表面ではなく、深く考えていきます」

それを当たり前にしていくのが、このクリニックの〝異常さ〟である。

ただし、里に言わせれば、「できませんでした」「がんばります」「きっかけになりました」「勉強になりました」の類いは、感想としては零点だ。しかし、看護師は4人とも、目に涙をためていた。その涙に意志が光る。考えはじめたのであれば及第だ。

そして、別の研修をこなした里と夜、筆者は居酒屋のカウンターで飲んだ。

ユーモアを交えつつ、厳しいことを「やまとの諸君」にしゃべってきた里。研修の教官として、ピシッとしたたたずまいをしていた里。

教官としての仮面を脱いだ里は、熱く語った。そして、彼もまた、泣き虫だった。

やっぱり、「やまとの諸君」には、涙が似合う。

◇◇

2013年に設立された「やまと診療所」。その初めのころから、診療所の組織づくりを手伝ってきたのは、この男である。

鈴木裕之、1981年生まれ。

介護のＮＰＯを立ち上げたり、リクルートやＩＴ企業で経験を積んだり。その経験を、「やまと」に顧問的な立場で生かしてきた。

たとえば、在宅医療ＰＡを、どうレベルアップしていくか、その道筋を考えた。

医師が道具を入れて持つ医療バッグを準備できるか。そんな実務能力だけのテストでは、ＰＡを評価できない、ダメだ。

ＰＡとはどうあるべきかを考えさせ、ステップアップさせることが大切だ、と。

そして、見てわかる「成長の階段」の図をつくっていった。

じつは、この鈴木、院長の安井と、東大時代の同級生。東大の場合、２年生までは全員が教養学部に所属するので、文系、理系問わず、いっしょに学ぶチャンスがある、意欲があればだが。

そして、ふたりは社会問題の現場を見ていく人権派弁護士のゼミで、いっしょだった。外国人参政権を支援している人たちに話を聞く、留置場に行って人質司法について考える……。そんな活動をするゼミで、いっしょに運営委員をした。

大学を卒業して10年以上、ふたりは会っていなかった。鈴木は、風のうわさで、安井が在宅の診療所を始めたと聞く。

〈どんなふうにやってるのかな〉

アポもとらず、鈴木は診療所に寄ってみた。当時のスタッフは、まだ10人ぐらいだった。

「こんにちは。安井くんの大学時代の友人なんですが、いますか？」

事務の人は、往診に出ていた安井に電話した。

「先生のご学友という方が来てますけど……」

往診に出ていた安井が戻ってきた。旧交をあたため、情報交換をした。そして、安井は、リクルートでマネジャーを経験したことがある鈴木を頼りにすることにしたのである。

リクルートを創業した故江副《えぞえ》浩正は、こんなタイトルの文章を残していた。

「マネージャーに贈る言葉20章」

たとえば、こんなことが書かれている。

〝上の方で決まったこと〟をそのままメンバーに事務的に伝えるマネージャーは、メンバーからの信頼と支持は得られない。経営の方針や義務のルールは、マネージャー自身がまず自らのものとしなければならない。

安井は、悩みはじめていた。

それは、自分とメンバーとの間にギャップがあるのではないか、ということだった。

鈴木によると、安井は、当初、こんなことを言っていた。

「たしかに労働時間は長い。でも、それは修行だからいいんだよ」

けれど、組織が大きくなるにつれ、「やまと」に入ってきたのに、ブラックだから、とやめてしまう人が出た。

鈴木に言わせると、労働時間を管理できないからであり、それはマネジメント力がないからだ。

さらに、すべてを安井が決めてしまうトップダウン。その結果、ミーティングが、安井の決めたことの答え合わせの場になってしまった。診療所に、こんな空気が漂う。

どうせ院長が決めたんでしょ。

そして、本来ならやめなくていい者が、やめていく。「やまと」のしていることは好きだ。けれど、自分は役に立っていないんじゃないかと疑念を抱き、やめていく者がいたのだ。

鈴木は、安井に助言した。

「人の教育に時間をかけろ。マネジャー、幹部の育成は急務だぞ」

「自立した医療人として、自ら新しい課題を設定できる人材の集まりでなければ、『やまと』の理想は実現できないぞ」

「やまと」の組織が大きくなる中で、鈴木は、マネジャー、リーダーたちの話を、毎週のように聞きつづけている。「お悩み相談室みたいです」と鈴木。

ますますマネジメントが大切である。

患者やその家族に踏み込んだ医療をする、と「やまと」は高らかにうたう。だから、医療人は自立しなければならない。

トップダウンで指示されたまま踏み込むこと、それは「踏み込む」ではない。

ただの、〝突撃〟。

患者や家族の返り討《う》ちにあう、それがオチである。

◇

プロローグで書いた。

「やまと診療所」の医師とPAたちが、青い軽四の車で、1日に平均で10カ所ほど患者の家をまわる。その車での移動にムダがない。なぜなんだ、と。

その答えは、横浜にあった。

「NTTエレクトロニクステクノ」という会社がおこなっている、こんなサービスに支えられていたのだ。

「モバカルネット」

在宅医療に対応する電子カルテのシステムである。利用している医師は、全国に6000人ほどいる。

このサービスでは、もっとも効率のいい訪問ルートを瞬時に割り出す。電車の乗り換えやルート検索で定評のある「ナビタイム」と連携しているので、精度バツグンである。

担当の部門長、原野寛志（1974年生まれ）が話す、最適ルートを提供する理由は、こうだ。

「在宅医療をするクリニックさんは、患者さんを多く診ないと収益は上がらない。移動時間をできるだけ少なくすることが収益性を高めることになります」

モバカルが提供しているサービスは、それだけではない。電子カルテを情報端末で持ち運べる。診療記録などの情報を、訪問先で見ることができ、その場で、診療の報告を打ち込める。

たとえば医師が書いたものはブルー、看護師はピンクなどと色分けされ、それが、時系列で出てくる。

「在宅で大切なのは患者さんやご家族のストーリーを書くこと。だから、たくさん書ける仕組みにしています」

誰もがわかる言葉で、たくさん書く。「やまと」にとって、どんぴしゃなサービスである。

安井たちにさまざまな意見、要望、アイデアをもらい、原野たちはモバカルを進化させてきた。その恩義に報いようと、原野たちは、安井たちの新たなチャレンジに向けた電子カルテ開発をしている。

その、新たなチャレンジとは――。

◈

2020年末の段階で、「やまとの諸君」は150人ほど。新たなチャレンジが始まれば、一気に

100人増え、合わせて250人の大所帯。企業で言えば、もうすぐ中堅企業、という位置づけである。

いままで経験したことのない、大規模な組織づくり。それが視野に入り、安井たち幹部は、不安だった。

2019年、とある秋の日。

東京都内で「リクルートマネジメントソリューションズ」という会社のセミナーがあった。

この会社のセミナーは、組織のマネジャーを育成するのがねらい。基本のプログラムは、次のような問いを参加者でディスカッションする。

（1）マネジャーという仕事を楽しんでいますか？

（2）楽しめている人と、楽しめない人の違いは何でしょうか？

（3）自分なりに「目指したいマネジャー」は、どのようなマネジャーですか？

（4）目指したいマネジャー像に照らしてみたとき、あなたにとって部下とはどんな存在ですか？

（5）部下から見て目指したい存在になるために、マネジメントという仕事でどんなことを重視しないといけないですか？

そんなことを、セミナー参加者たちがディスカッションし、「マネジャーという仕事を楽しむための地図」をつくっていくものだ。

先にも触れたが、リクルートの創業者、故江副浩正氏が「マネージャーに贈る言葉20章」をつくるほど、リクルートはマネジャーの育成を大切にしている。

さて、そのセミナーで、リクルート歴30年を超え企業経営のサポートや講師の育成をしている松雄茂（1963年生まれ）は、驚いた。

「やまと診療所？」

なんで医療関係がマネジメント研修に来るんだ。

その中のひとりがセミナーの講師に質問した。

「360度評価のことを知りたいのですが」

上司、同僚、部下、本人。すべてで対象者を評価する、それを360度評価と言うのだが、なぜ……。

セミナーの営業を担当していた新人が、松雄に言ってきた。

「いっしょに『やまと診療所』さんに行っていただきたいのですが」

松雄は訪問する前に、「やまと」のホームページを見た。

自分らしく死ねる世の中をつくる。これにも驚いた。けれど、いちばん驚いたのは、いろいろ研修のようなことをしている、と書いてあったことだ。

〈研修、してるんだよな。だったら、何を聞きたいんだ？　話しに行く必要、あるか？〉

新人の頼みだから仕方ないと、「やまと」を訪ねた。

先方は、院長の安井、そして、セミナーで講師に質問していた男が迎えてくれた。便宜上、彼を「質問男」と呼ぶことにする。

いすに座るなり、質問男がしゃべりはじめようとした。松雄が止めた。

「ちょっと待ってください。なぜマネジメントセミナーに来られたのか、意図がわからないので、説明してください」

質問男が言った。

「われわれはこれまで、100人ぐらいのスタッフの教育を、安井や私など3人を軸にしておこなってきました。それでも、たいへんでした」

当時、「やまと」のスタッフは100人ほどだった。

「けれど、この先、150人ぐらい入ってきます。もう手がまわらないのです。効率的に育成できるツール（道具）が必要なんです。だから、ノウハウを教えてもらい、ツールをいただきたかったのです」

なぜ150人入ってくるのか。新たなプロジェクトを始めるからだと知った。なぜそれをするのか理由を聞いて、ぐっときた松雄は、たずねた。

「360度評価には、対象者の『能力』を測るものと、『姿勢や行動』を測るものとがあります。みなさんがほしいのは、姿勢や行動、のほうですよね」

「そのとおりですが……、なぜわかるんですか」

「ホームページを見てきました。みなさんのしようとしていることは、社会問題の解決にとって、たいへん重要なことです。しかも、もうからないことを事業として成立させようとしている。成功のカギは、姿勢だと感じましたから」

こうして、松雄と「やまとの面々」は、意気投合していった。

ただし、ツールの提供だけでは、使い方によっては本来の価値が発揮できないことがある。熱い人たちに、よい使い方をしてもらいたい。

でも、それには「やまと」から、それなりの代金をもらわなくてはならない。

松雄は自問する。ひらめいた。

〈そうだ、これだ！〉

新人のセミナー講師の実習の場として、「やまと」を活用させてもらう。「やまと」で実習をすることは、新人にとって大きな糧となるはず。こういうことにしたら、無料でノウハウを提供できる。

上司を巻き込み、ゴー！

そのことを報告に、松雄は、「やまと」に行った。

「私は、みなさんを支援したい。だから、新人講師のトレーニングの場として活用させてください。

ただ、うちの都合のいい時期にやらせてほしい。どんなに忙しくても、研修に2日間、割いてください」

その代わり。

「お金はいただきません。いっしょにやりましょう」

こうして、松雄の会社と、「やまと診療所」は手を結んだ。

2日間にわたる研修、テーマは、マネジャー、リーダーとして、これからどうしていくのか。

医師、PA、看護師、事務。上司も部下も同僚も。360度からいろいろなスタッフが集められ、さまざまな話し合いを重ねる。

自分の評価の低さに絶句してしまう者がいた。涙が止まらなくなった者がいた。あなたのことを嫌いだった、私も好きじゃない、などという会話も交わされていく。

けれど、研修が終わるころには、チームの結束が生まれた。研修参加者たちから、こんな感想がわきあがった。

「初めて部下の気持ちがわかった」

「マネジャー同士、初めてここまで会話した」

「私の話し相手は、安井さんたち幹部だけだった。いまは違う。私には仲間ができた」

「仲間同士で、これからいろいろ話していけば、もっとすごいことができる」

そんな姿を安井、そして、質問男が見ていた。ふたりは、泣いた。

営業の新人として研修に参加していた雨森葵（1996年生まれ）は言う。

「医療関係者はふだん、自分の技術を鎧《よろい》としてかぶっている。そういう人たちが鎧をはずして、ひとりの人間として認め合う。それが、組織を強くしていくんだろうなと思います」

「やまと」は、新人講師たちに、在宅医療の現場を見てもらっていた。

松雄は、ふりかえる。

「新人たちに、本当にいい経験をさせていただきました。自分たちの仕事がどのように人・チーム・仕事に影響を与えているのかを実感できたと思います」

❖　❖　❖

「やまと診療所」での研修を表番組とするならば、裏番組で、松雄は、安井や、セミナーで質問した男と向き合っていました。

それは、思わせぶりに書いてきた新プロジェクトにからむことでした。

松雄は、安井や質問男を、叱咤激励《しったげきれい》していました。

「トップダウンは厳禁。みんなを信じましょう」

なぜ叱咤していたのでしょう。新プロジェクトって何？　そして、質問男ってどんな人？

次章で種明かしいたします。

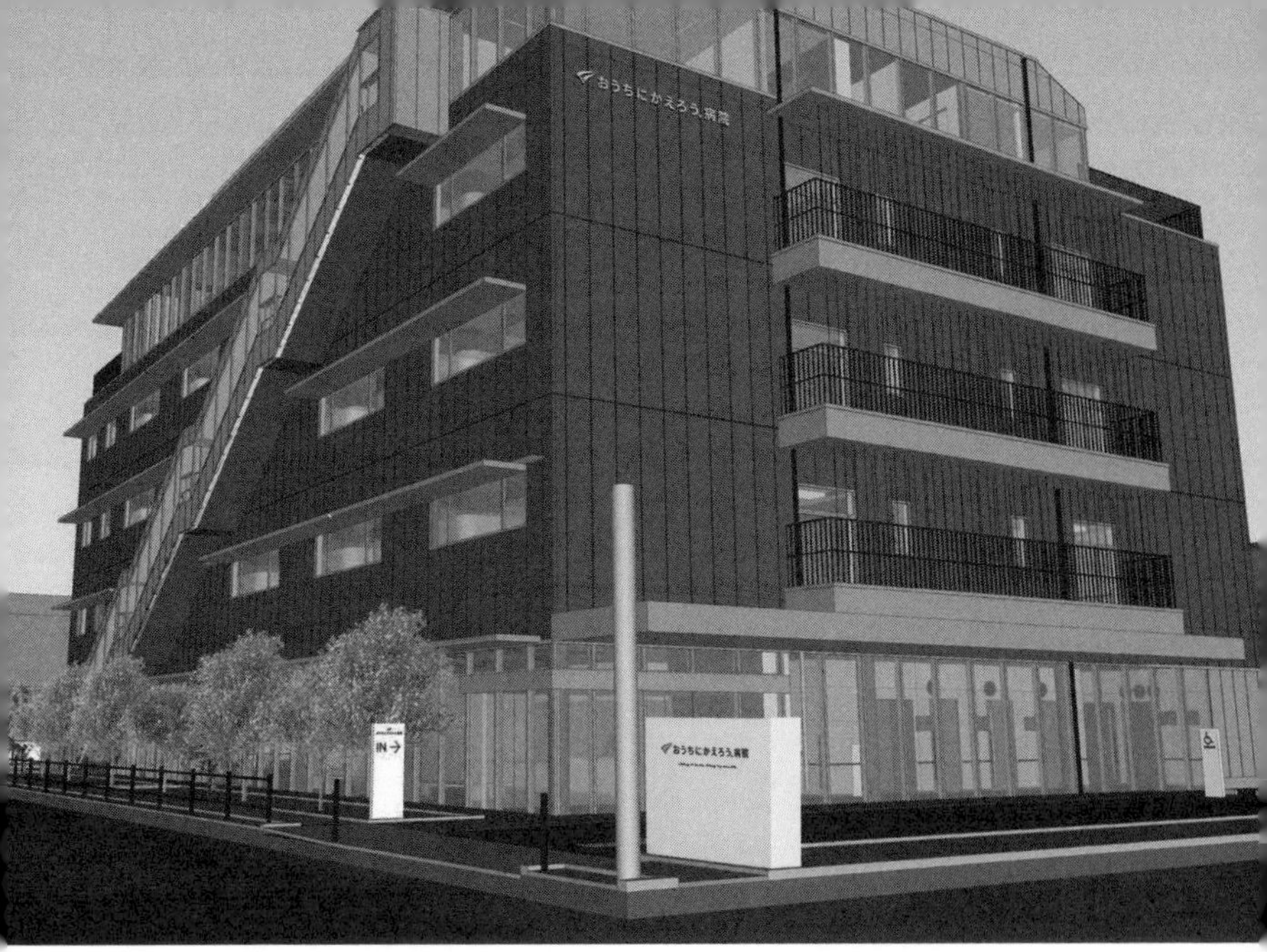

第6章

家に帰る病院をつくる

キーワードは「共鳴」

これまで、「新しいプロジェクトをする、する」と、もったいぶった表現をしていたプロジェクト。

それは、病院をつくることだ。

病床の数は120。

併設されるのは、訪問看護と訪問リハビリのステーション。看護師、そして、理学療法士らリハビリのプロたちが、家にいる患者のところを巡っていく基地となる。

2021年4月に開業。

この本を読んでいただいているみなさんなら、想像がつくだろう。

この病院、ふつうじゃない。

病院の名を聞いたら、驚くだろうか。

「おうちにかえろう。病院」

自宅で自分らしく死ねる、そういう世の中をつくる。

この本で何度も書いているが、それが「やまと診療所」の理念である。

自宅で自分らしく死ぬ、ってどういうことなのか。それは、自宅で最期まで自分らしく生きることだ。

自宅で生きることを選び、自宅で医療を受ける患者さんがいる。

でも、ひとり暮らしで動けなくなってしまい、自宅にいることが困難になってしまう。そんなことがあるかもしれない。

患者もご高齢、ご家族もご高齢。そんな、いわゆる老老介護をしていたが、患者本人、ご家族の事情で、自宅で治療を受けることが難しくなる。そんなことが起こるかもしれない。

患者の状態が悪くなり、病院でフォローしなくてはならなくなる。そうなる可能性もある。

そんなSOSを受けたとき、この病院の出番がくる。患者を受け入れて診療し、入院させることもある。

ただし。

この病院の目的は、自宅に戻すこと、おうちにかえろう、なのだ。

ふつうの病院は、患者の病やケガを治そうとする。それを否定しているわけでは、ない。けれど、入院が長引き、退院できなくなり、病院で亡くなってしまいかねない。

自宅で死にたい。そんな患者の願いが、散ってしまいかねない。

「おうちにかえろう。病院」は、自宅で最期を迎えたいという患者の願いをかなえるための病院なのである。

なぜ、そんな病院をつくることになったのか。

それは、「やまと」の中で意見のバトルを闘わせているふたりの、気づき、だった。

ふたりは、かんかんがくがくの議論を闘わせる仲。「あのふたり、かなり、けんかしてきましたね」。

これは、ある関係者の、笑いながらの証言だ。

もちろん、いっしょに笑い、いっしょに泣いてきた。

そのふたりとは——。

ひとりは、第5章で「質問男」と表現していた男だ。

医療法人社団　焔《ほむら》のCOO。1975年、東京生まれ、清水雅大《まさひろ》。

焔は、「やまと」を運営する法人。COOは、最高執行責任者のことである。

もうひとりは、焔のCEOであり、「やまと診療所」の院長、安井佑。

CEOとは、最高経営責任者のことだ。

バトルが……、もとい、議論が始まった。


安井と清水の切なる願い、それは、「やまと」の理念の実現である。

考えて考えて自立していくスタッフたち、患者さんやその家族、協力してくれている人たち。みんなのパワーで、「やまと」は軌道に乗ってきた。

けれど……。

東京の板橋区、渋谷区、荒川区という三つの限られた拠点で在宅医療をしていて、世の中を変える炎は広がっていくのか。

ふたりの間では、こんな話が出たことがある。全国で20数カ所、拠点をつくるかどうかという話だった。

同じような診療所をつくり、診療エリアを広げていく。一般的にはそれがセオリーである。そのため、診療所のM&A（合併・買収）や、フランチャイズというかたちで仲間をつくる方法がある。

たしかに、一定の診療規模になれば、経営効率がよくなる。老人ホームや介護事業を行うことで、患者を〝囲い込める〟のかもしれない。

しかし、それで「自宅で自分らしく死ねる。そういう世の中をつくる」につながるのだろうか。涙の研修と、生と死の現場に向き合い、考えぬく日々。「やまと」のスタッフは、それをしてきている。

端から見たら、「非効率の極み」。だからこそ、「やまと」の担い手になりうる。

けれど、M&Aやフランチャイズ化で手を取り合うことになるクリニックで、はたしてそれができるのだろうか。「やまと診療所グループ」ができたところで、提携先で理念が薄れてしまえば、看板倒れ、見かけ倒しとなり、行き着く先は、グループの崩壊だ。

ふつうの拡大路線はとらない。

ふたりは、そう決めた。

２０１８年のある日。ふたりは、診療所のデータを見ていて、気がついた。「やまと」が診ている患者のうち5〜6％が入院しているのだ。

「この患者さんたち、けっきょく、家には帰ってこないんだよね……」

「やまと」の患者たちは、最期を自分らしく迎えたくて家にいる。「やまと」が家の訪問を始めて看取るまでの期間は、末期がん患者の場合、平均2カ月である。

家族の事情などで在宅ができなくなり、病院に入ってしまうと、どうなるか。

病院の医師たちは、病気を治そうとする。リスクを避けようとする。病院食、点滴……。けっきょく、病院で最期を迎えることになる。患者本人の意志に反して。

「オレたち、自宅で自分らしくとか言ってやってるけれど、患者さん全員を自宅で死ねるようにできてないぞ」

「けっきょく、いまのかたちのまま在宅医療だけをやっていてもムリだということだ」

「ということだよなぁ……」

ふたり、それぞれの頭の中は、ぐるぐる回転している。考える、考える、考える。

「オレらが病院をつくったらどうなるんだろう」

「えっ、それってできるんだっけ？」

「できんじゃないの？」

ここで、清水という男のこと、そして、なぜ「やまと」に入ったのかを紹介しておきたい。

東京出身で、福祉系の大学を卒業して「ニチイ学館」に就職した。そこは、医療、介護、保育などを手広く展開する大会社だ。

本社の営業企画でホームヘルパー教室の全国展開などを担当した。

ニチイに10年いて退職。32歳のとき、仲間とベンチャー企業をつくった。

清水は、自分の力を試したかった。自分の力で社会のためにできることは何なのか、見極めてチャレンジしたかった。

何をするベンチャーを始めたかというと、在宅の訪問歯科であった。

最期のときがくるまで口からご飯を食べられたらいいよね。食べることを邪魔する虫歯なら抜く必要があるけれど、邪魔していないなら、ご高齢の人の虫歯を抜く意味はどこにあるんだろう。

そんな問題意識から、歯の治療ではなく、最期まで口から食べることを支援する歯科医療をつくろうと、奔走した。

そして、ほどなく、全国10カ所に歯科医院を展開するまでになった。

つまり、清水は、ニチイやベンチャーで、「多店舗展開」を経験していた。その良いも悪いも知っていたのだ。

さて、訪問歯科をしているのだから、清水が在宅医療とつながるのは、時間の問題であった。

「やまと」ができる少し前の2013年、安井との出会いが訪れる。

知人の歯医者から、こう言われたのだ。

「板橋区で志の高い医師が在宅医療をしようとしているんだ。一度会ってみてくれないか」

この知人の歯医者は、のちに「やまと」に参画する。第3章で紹介した斎藤貴之である。

志の高い医師と紹介された人、それが安井だった。話を聞いたら、看取り医療をしたいのだという。

清水は思った。

安井は、自分らしく死ねる世の中、という本質的なことを熱弁してきた。

〈こんな医師、久しぶりに会ったなあ〉

会って話すようになった。

2013年、安井は「やまと診療所」を立ち上げた。

清水は、時間があくようになっていた。訪問歯科が軌道に乗ってきたので、経営陣のひとりとしてすることが減った。少なくとも、清水はそう感じていた。

〈次に何かできないかなぁ〜〉

ある日、安井に言われた。

「やまとがやりたいことを実現しようとすると、必然的に組織が大きくなる。ボクは医者だから組織をつくるというマネジメント経験が足りない。清水さんの力が必要だ。いっしょにやらないか？」

けれど……。

清水は断った。

まだ訪問歯科ベンチャーでやり残したことがあるんじゃないか。まだ、何かできるんじゃないか。

そう思ったからだ。

安井の誘いを断ってから、半年の月日が流れた。

とある、清水が尊敬してやまない人と話をしていたら、こんな指摘を受けた。

「清水、おまえ最近、会社人になっていないか？　おまえ、社会人になってないな」

「どういうことですか？」

「おまえは会社のために仕事をしているだろ。社会のために仕事をしてないだろ」

清水の心に、ぐさっ、と釘が打たれる。図星だった。指摘が、お説教へと変わる。

「おまえ、何のためにニチイをやめたんや、社会人になるためにやめたんちゃうんか！」

反論できなかった。

清水は、考えた。

〈母をがんで亡くした。父の介護もしている。そんなオレが、この世界に対して価値を提供することをするとしたら、何ができる？〉

清水は、安井のところに向かった。

2018年、清水は「やまと」に入った。経営スタッフの一員として、医療法人社団「焔」のCOOとして。

実質は、医療行為以外のすべてに目をくばる「何でも屋」、であった。

◇

安井と清水のふたりが、オレたち病院つくれるのかな、と議論していた場面に戻ろう。

「病院をつくるには、どうしたらいい?」

「まず聞いてみよっか?」

「どこに?」

東京都庁に電話して、担当部署に聞いた。

「手続きを踏んでいただいたら、病院経営をしていなくてもできます」

病院、つくれるんだってさ。じゃあ動こう、アクション!

検討が始まった。

病床の全国的な数は、国が決めている。問題は「やまと」がつくりたい場所で、新規のベッド増床の募集しているかだ。

募集枠が発表されるのは毎年4月。いまはまだ10月。時間があるようで、ない。多くの人の力を借りようと、いろいろなところで病院の構想について話していく。

ある人は言った。

「イチ診療所しかしてないヤツに病院なんかできるはずがない」

また、ある人は言った。

「病院をつくるには政治力が必要だよ」

ああでもない、こうでもない。いろいろ言われた。

清水は、あらためて思った。

〈医療の世界では、何が真実かを見極めないといけないな〉

清水たちは、まことしやかに言われたこと、聞かされたことを、多くの人へのヒアリングで検証した。そして、どれが真実なのかを見極めていった。

ある人に言われた。

「医師会に入っていなきゃムリでしょ」

この指摘は正しい、と安井は思った。「やまと」は医師会に入っていなかった。自分たちの診療所をちゃんとつくることに集中するためだ。

けれど、こんどの病院をつくるのは、最期まで家で暮らせる地域をつくるためだ。地域づくりは自分たちだけではできない。いままでこの地域でやってきた医師たちともチームになる必要がある。

局面が変わった。医師会に入れてもらおう。板橋区、練馬区、地域の医師会や病院の医師たちへ清水と安井はあいさつにまわった。多くが好意的だった。清水と安井の思いを理解してくれた。

「やまと」は無事に医師会に入ることができた。

清水と安井は、いろいろな人に会っては、病院のことを話した。多くの人に共感してもらい、自分もかかわりたいと思ってもらいたいから。

清水は、経営者仲間やビジネス関係の人たちに話してまわった。

「おうちにかえすことを目的にした病院をつくる。これまでにない病院だ。在宅医療の患者さんを、家と病院でシームレス（継ぎ目なし）に支える新しい地域医療をつくるんだ」

清水は、熱弁をふるいつづけた。

おもしろいね、と好反応。話を聞きたいと言ってくる人も出てきた。

よろこんでー！

とある大手企業が、興味をもってくれた。その副社長が、「やまと」に来てくれた。訪問医療の現場を見てもらった。副社長は言った。

「これは価値のあることだ」

そして――。

「やまと」がある板橋区内、そこの広い土地を病院用地として貸してもよい、と申し出てくれた。

そこには、もともと会社の社員寮が建っていた。寮を建て直すという案もあったのに、計画を見直してくれたのだ。

資金に関しても一筋縄ではいかなかった。もともとつきあいのあるメガバンクは、は融資の許可を出さなかった。全国に7000ある200床以下の地域病院は、ほとんどが赤字なのだ。人口が減っていく中で実績のない診療所が新しく病院を建てるリスクはとれないとの判断だ。

もちろん、「やまと」は、あきらめない。

この病院のコンセプトが時代のニーズに合っていること、新しい地域医療のモデルとしての可能性があることを銀行に説いてまわった。別の銀行が融資してくれることになった。すべては、「やまと」への共感がなさせたことだった。

病院づくりで当面ぶちあたる問題。すなわち、土地と資金はクリアできた。残る問題は病床だ。ベッドを確保できなければ、病院づくりは絵に描いた餅でしかない。

そして、待ちに待ったときが、やって来た。

東京都が、清水たちが病院開設を考えていた地区で、募集を出したのだ。

募集の病床数は……。

475！

よし。勇んで都庁におもむいた。担当部署に相談しながら、申し込みの手続きをした。

2019年春、結果が発表された。

応募が認められた。満額回答だ。

こうして、「やまと」の病院は実現できることとなった。

清水は、ふりかえる。

「もしひらめくタイミングが遅ければ、病院計画は実現しなかったと思います」

病床数の見直しは毎年行われるわけではない。

1年ずれれば、病床の要求がすんなり認められなかったかもしれない。病床募集がなかったかもしれない。仮に、その後、病床を確保したとしても、建設には2年はかかる。その間、自宅から入院に追い込まれる患者は、何人も何人も出てしまう。それだけの患者が、悔やみながら病院で逝くことになる。

こうして、病院開設に向けたすべてのカードが出そろった。清水は言う。

「ロイヤルストレートフラッシュがそろったのです」

◇

清水について、もう少し書いておきたい。「やまと診療所」に入った2018年に、話を戻す。

経営スタッフとして入った清水は、「やまと診療所」は、次のようなクリニックだと思った。

ものすごく頭の切れるトップがいる。彼はスタッフに言っている。

「オレの言っていることわかるだろ、なぜわからないの」

言っていることのレベルが高すぎて、現場でがんばるスタッフには理解できない。よくやめないでついてきている。それは、「やまと」の理念に共感しているからだろうか。

診療所の中は、つねに糸がピーンと張っている。ちょっとしたことで、この糸は切れる。そうなれば、診療所が崩壊する。

もろさを感じた清水は、自分の役割を決めた。

〈オレは、安井と自分をシンクロ、共鳴させる。そして、私たちのやりたいことを、誰もがわかる言葉で、みんなに伝える〉

清水は、安井とディスカッションをくりかえした。

圧倒的な頭のよさとカリスマ性をもったリーダーが先頭に立っている。前進、前進。ふと後ろをふりかえる。誰もついてきていない。それでは、ダメなのだ。

ほら、前に島があるだろ。まずあの島に行こう。あそこに行けは、こんないいことがある。そして、さらに前の島を目指そうよ。

そうスタッフ全員に呼びかけ、励ます。それが自分の役目だと、清水は思っている。

◇

さて、病院をつくれることになった。病院開設準備室をもうけ、清水は数人のメンバーを選び、病院づくりを進めた。

しかし、建設のタイミングとしては、最悪だった。

2020年の東京五輪に向かう建設ラッシュ。さらに、2019年には消費税が8%から10%に引き上げられた。

工事にかかる費用が上がる。

じゃあ、建設、あきらめる？　もちろん、あきらめないのである。

病院づくりのプロ、コンサルタントを使わずに、病院開設準備室のメンバーたちが、一つひとつ、自分たちで調べて調達した。

お皿1枚から、医療機器まで、すべて自分たちで機能とコストを調べて買っていった。安物買いをしたわけではない。けれど、かかる費用を減らすことができた。もちろん、コンサルに払うカネは、必要ない。

何から何まで自分でやって家を建てる人がいる。その病院版である。「おうちにかえろう。病院」は、何から何まで「やまとの諸君」でやった。だから、愛着が、はんぱない。

この病院は、いままでの病院とは違うんだ。清水たちは、そのことを病院づくりでも徹底させた。

象徴的なのは、ナースコールのつくり方だろう。

ふつうの病院では、病床にあるナースコールは、チューブにつながれたボタンを押す。その知らせは、すべて有線の回線でつながり、ナースセンターに届く。入院したことがある人なら、使ったことがあるだろう。

そのシステムだけで数千万円するという。

「うそでしょ。高すぎません？」

清水が大手の担当者に言うと、

「配線工事費を含めると、ある程度かかると言うか……」

清水、食い下がる。

「世の中、無線、ＷｉＦｉの時代です。有線じゃなくてもいいんじゃないですか？」

「患者の命を預かるのですから、有線じゃないとダメです」

清水たちは、提案された有線のシステムを拒否した。何でもＩＴで制御される時代だ。なぜナースコールは有線じゃなきゃダメなんだ。

「やまとの諸君」は、これまで病院で、いろいろなことを見てきている。

コールボタンを引っ張ってしまって断線していた病院も、あったぞ。

システムの故障で使えないことだってあるぞ。

有線だって、つながっていないことがある。

ＩＴネットワークを活用すれば、無線のほうがつながっているかどうかを可視化できる。そっちのほうが、よくね？

清水たちは、ＩＴ関連の会社など、いろいろなところにあたった。

「最先端の仕組みを病院に放りこんで、徹底的な効率化をしたい。お願いできますか？」

最初は、どこも乗り気。

ところが、どこもかしこも、かならず経営サイドが握りつぶしてきた。

病院で何か問題が起こったら、うちのブランドに傷がつく——それが理由だった。

じつは、かつて、具体的に検討してみたという会社もあった。でも、そのとき病院側に言われたひと言で、断念したという。

「ぜったいつながりますよね」

世の中に「ぜったい」などというものは、まずないのだけれど。

困ったなぁ〜、あきらめるかな〜。

そう思いはじめた清水。ある日、安井といっしょにＩＴ関連の展示会に行った。

そこに、とある家電メーカーが、出展していた。そのメーカーは、「ＩＯＴ家電」、すなわち、すべてをインターネットでつなげ、操作、制御できてくつろげる家、「スマートホーム」の実現に取り組んでいた。

清水たちは、展示ブースにいた社員に聞いた。

「この通信システム、ナースコールとして使えますか？」

「そういう実績はありません。でも、いけます！」

この会社の経営サイドはGOサインを出した。ナースコールのＷｉＦｉ化、これを実現することは、ＩＴ業界のイノベーションである。ビジネスチャンスが広がる。そして、病院スタッフの役に立てるのなら、と決断してくれたのだ。

病室の壁のところに情報端末を置いておき、何かあったときは、端末のボタンをポチッ。「おうちにかえろう。病院」のナースコールは、これにて一件落着。有線に比べて費用は大幅に安く抑えられた。

病院って、カルテは外に持ち出せないよね。なぜ？

患者の情報の漏洩《ろうえい》を心配してのこと……、らしい。

在宅医療、訪問看護、訪問歯科、訪問リハビリ。それらにたずさわっている「やまと」の人たちにとって、カルテを外に持ち出すなど、常識中の常識。携帯情報端末をもって、患者の家を訪問し、カルテを見ての仕事となる。

だから病院のカルテも、「やまと」の診療などで使う電子カルテを採用。

提供するのは、第5章で登場した「ＮＴＴエレクトロニクステクノ」。ただし、より使いやすく、情報漏洩にも気をつけたシステムづくりに全力取り組み中である。

なぜ？　なぜ？　なぜ？

清水たちの、既存の病院への疑問が、止まらない。そして命の現場という圧倒的な尊さに触れた多くの企業人が、なぜの解決に向けて協力を申し出ている。

その流れは、「おうちにかえろう。病院」が開業してからも止まらないだろう。

いや、加速するかもしれない。実際に運営してみると、いろいろな課題が見えてくること、間違いなしだから。そして、清水や安井が、その見えてきたことを、わかりやすく言語化するだろう。それがまた、多くの企業人の魂をゆさぶるだろうから。

❖

あらためて、「おうちにかえろう。病院」とは何なのを書いてみると——。

「やまと」が診ている患者は、末期のがんになったり、認知症になったりしている。家族の事情などで家で過ごせなくなったとき、病院に入院させる。ただし、一時的避難であり、家に戻すのが目的だ。

家と病院を連続してシームレス（継ぎ目なし）で診る。そのための病院だ。

「やまと」は2019年、訪問看護や訪問リハビリの事業をスタートさせ、看護師や理学療法士らを採用している。

清水は言う。

「じつは、看護やリハビリの事業を始めたのは、病院運営を視野に入れたからです」

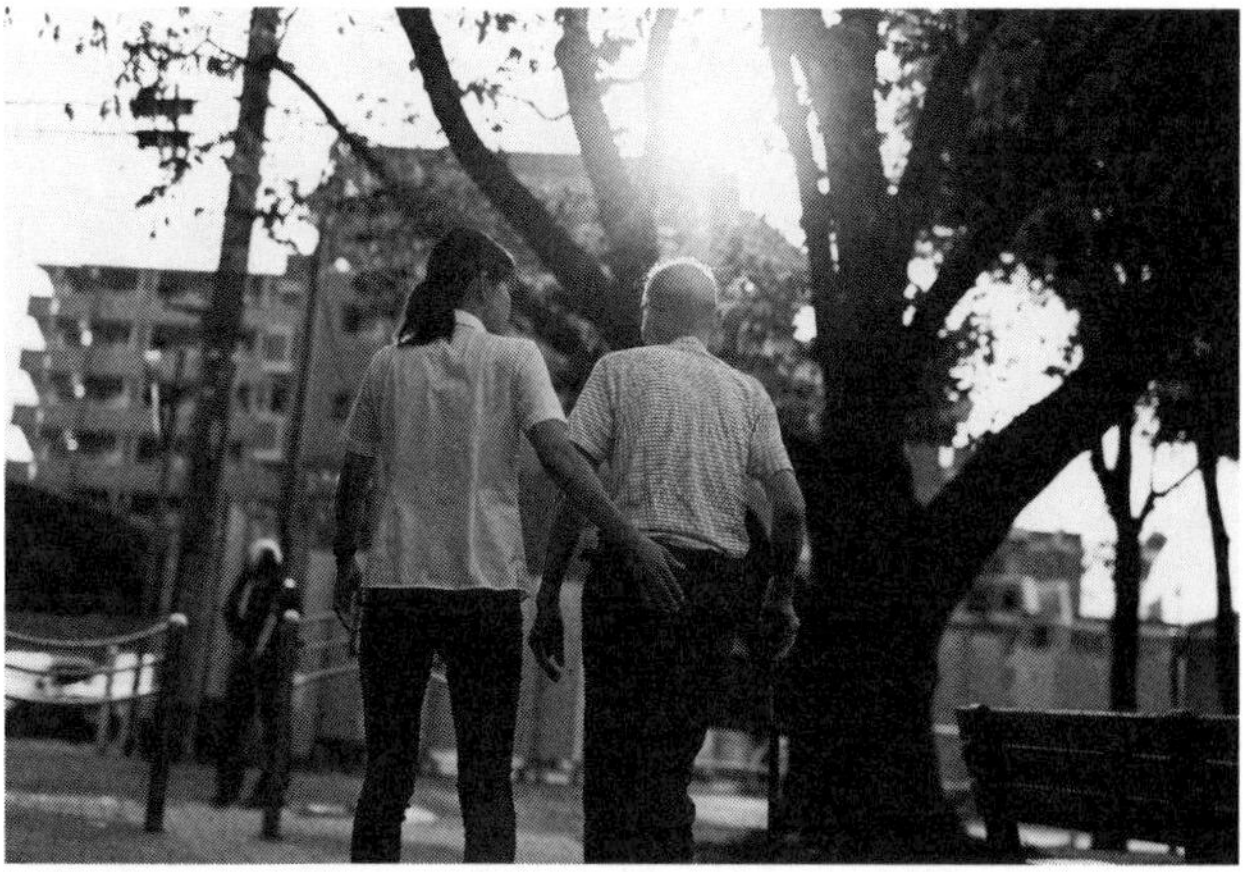
住みなれた街で最期まで

病院をつくったら、多くの看護師が必要だ。リハビリのプロも必要になる。

「2021年春、真新しい病院オープン、看護師募集」

こうやったら、看護師は集まるだろう。でも、患者が家でどんな暮らしをしていたか見たことがない、知らない、わからない、そんな看護師が集まったら何が起こるか。

「要するに、いままでの病院とおんなじになってしまうんです」

ふつうの病院は、病気を治すことに専念する。それは、間違ってはいない。

けれど、「やまと」がする病院では、病気を治すことだけが目的ではない。病気をもったままの生活をどう自分らしく過ごすかが大切なのだ。

病院の中で、病気を治すことが仕事という世界で生きてきた看護師を、病気とともに生きる患者を支える看護師にするには、どうすればいいのか。

それには、壁にぶつかってもらうことだ。

訪問看護をした経験がなく、病棟のみで働いていた看護師は、当然、病院の中での患者さんしか知らない。みんな、病気を治したいと思っている。そんな看護師が、地域に出て、患者さんの生活に触れていく。少しずつ、患者さんに教えてもらう。

そして、気づく。

〈私は患者さんの病気のことしか見ていなかったんだ〉

現場での経験を積む。第5章で触れた「涙の研修」などを受ける。

「あなたが来てくれてうれしい」

患者や家族からそう言われ、名前で呼ばれるようになる。

患者さんやご家族が、どのような人生を歩み、どのような思いで暮らしているのか。どう生きたいか。そして、どのような死を迎えたいか。

ケアマネジャーやヘルパーなどの介護職、地域の住民がどのように支えているか。

それらを知っている看護師が病院で働くことに、意味がある。

病院に、地域の中で働くことを知っている看護師やリハビリ職がいること。それは、地域で働く医療・介護の人たちとの連携につながるに違いない。

病院を始めることで、「やまとの諸君」は１００人から２５０人へと増えます。

❖　❖　❖

第５章の終盤で触れましたが、安井さんや清水さんは、マネジメントの仕方に悩み、組織づくりに長《た》けている「リクルートマネジメントソリューションズ」の松雄茂さんの助けを借りました。

新人トレーナーの研修の場所として「やまと」を使ってもらう代わりに、マネジャーづくりのノウハウを提供する。

それを表番組とするならば、裏番組で松雄さんがしていたこと。それは、人事制度改定のアドバイスをすることでした。

「やまと」の幹部たちは、細かいことが気になってしまいます。目標と評価をどうしたらいいのか。どのように給与に反映させたらいいのか。２５０人をまわすにはどうすればいいのか、不安で不安でたまらないのでしょう。

松雄さんは、「やまと」の経営陣に言いました。

「やまとは社会の負を解決する。世の中を変えていく。その理念を中心に、職員全員が自ら考えて動くようにしなければ、組織が大きくなると崩壊してしまいます」

松雄さんの叱咤激励は、さらにつづきます。

「だから人事の大枠だけ決めて、あとは、全員で考えてください。『これをしろ』というトップダウンは厳禁です」

「マネジャーたちを、みんなを、信じましょう。骨格だけつくればいい。中身がなくてもいいじゃないですか。それが、みなさん、『チーム・ブルー』です」

最終第7章は、この「チーム・ブルー」について掘り下げます。

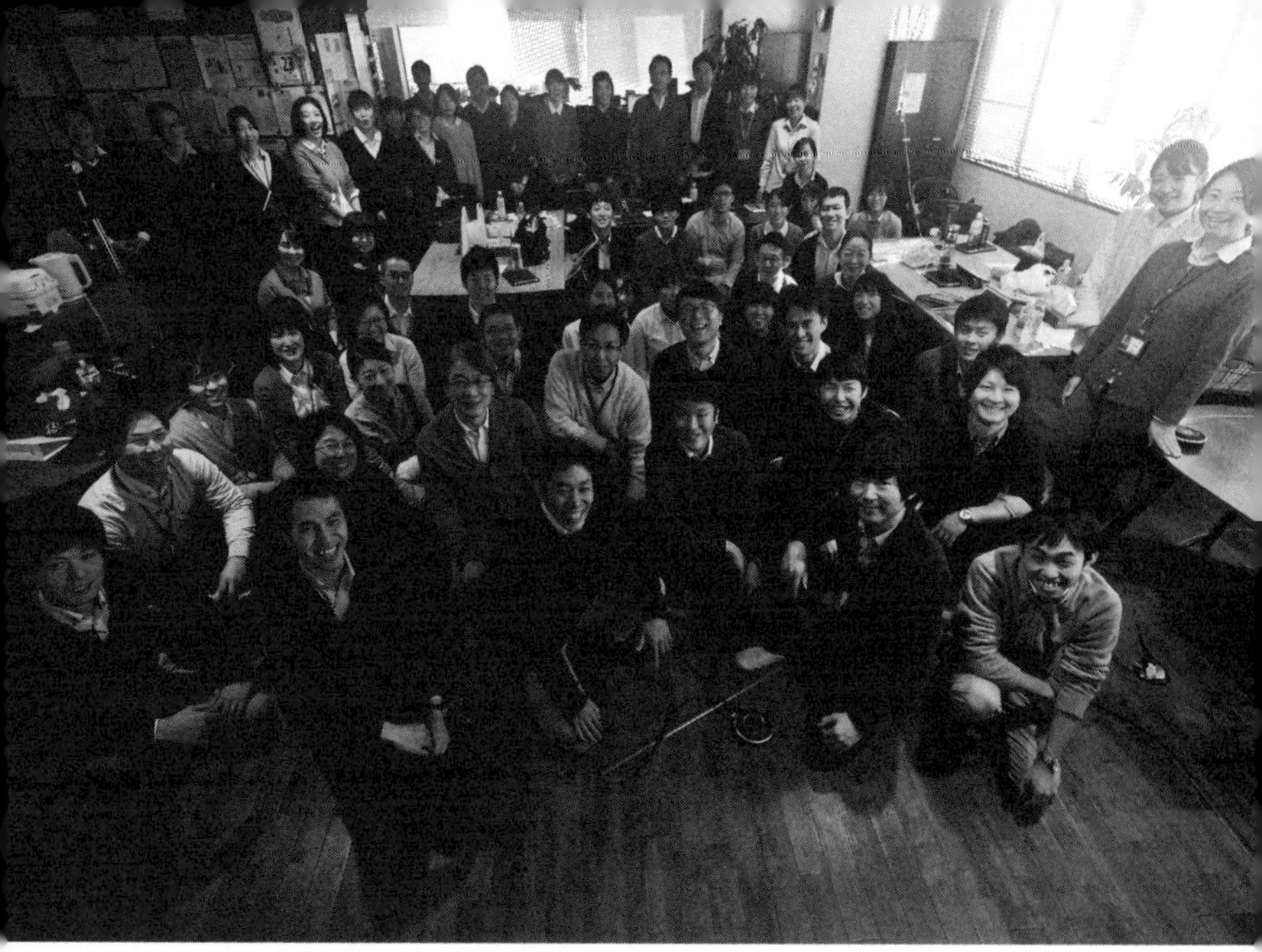

第7章

チーム・ブルー

自宅で自分らしく死ねる世の中へ

大きな企業グループの組織図を見たことがあるだろうか。

いちばん上に「〇〇ホールディングス」という持ち株会社があって、その下に、いくつかの子会社がぶらさがり、それぞれの事業をする。そんな図である。

「やまと診療所」にかかわる組織図を勝手に想像すると、こんな感じだ。

上にあるのは、運営する「医療法人社団　焔《ほむら》」。

その下に、「やまと」がある。

「やまと」と並行して、次のような事業がぶら下がる。

訪問看護をする「おうちでよかった。訪看」。

訪問歯科をする「ごはんがたべたい。歯科」。

前章でとりあげた「おうちにかえろう。病院」。

そして、理学療法士らが患者宅を訪ねてリハビリをしていく「TEAM　BLUE　リハビリテーション」。

毛色の違う英語が出てきました。

「TEAM　BLUE」

チーム・ブルーと読みます。

われわれは、あの空の淡い青のように晴れ晴れしく動く。あの海底の黒に近い青のように深く深く考える。

われわれは、そんなチームだ。

リハビリだけではなく、すべての事業を総称――、われわれは、こう名乗る。

「チーム・ブルー」

世の中への宣言である。

◇

まずは、チーム・ブルーのクリエーティブ・ディレクター、大嶋英幹《ひでき》に、聞いた。

これって何ですか?

「個人主義ではなく、利己的でもなく。一人ひとりがチームのメンバーであり、ファミリーである。そういう考え方が、いま求められていると思うのです」

他者がいるから自分という存在価値を感じることができる。自分の価値観を他者に伝え、他者の価値観を自分に伝えてもらう。人間は同じじゃない、豊かな存在だと気づける。だから、チームってすばらしい。

「ブルーは、日本人にとって大事な心のありようを示します。ブルーには、たくさんの色彩があります。クールに見えるブルーもあれば、どこまでも深みのあるブルーもある。心の彩《いろど》りです」

何事にも白黒はっきりさせたい。そう思う人も多い。けれど、生きることと死ぬことに線引きはできない。グラデーションの中にある。

「生と死。これを色で表すと、生は白、死は黒。白と黒との間にあるのが青。ブルーには、生きると死ぬとをつなげる架け橋になる、という思いをこめています」

大嶋は1979年、愛知県出身。デザイン会社につとめ、29歳で独立。映像ディレクターとして、欧州を拠点に活動した。

忙しく働き、それなりに豊かになっていった。だが、親友が自死した。生き方について考えた。自殺防止の活動もするようになった。

「やまと」とは、ホームページづくりなどを手伝った縁があった。

2019年、「やまと」の院長である安井からメールが来た。

「うちはこれから拡大していくんだけど、アートディレクターの心当たり、ありませんか」

大嶋は、たまたま日本にいたので手伝うことになった。

「やまと」のホームページをごらんになってほしい。きれいな青にあふれている。

「チーム・ブルー」のホームページをごらんになってほしい。きれいな青がある。患者、家族、スタッフの笑顔があふれている。

そんな青と愛とあたたかさのホームページ、動画を、大嶋が中心になってつくっていった。

チーム・ブルーとは何なのか。大嶋の話に戻ろう。

「そもそもの大前提があります。日本人はむちゃくちゃ働くけれど、仕事のやりがいを感じている人は6%しかいないと言われています。つまり、やりがいを感じている人がいたら、それは奇跡なんです」

当たり前といえば当たり前、かもしれない。

上から押しつけられた仕事なのに、「あいつはやる気がない」と酷評される。部下への罵倒《ばとう》、陰で上司の悪口。遠距離通勤、満員電車……。考えてもしょうがない。日本社会に漂うのは、次の3文字である。

〝虚無感《きょむかん》〟

「ところが、チーム・ブルーは、全員が、やりがいをもって仕事をしています。奇跡中の奇跡。そのことをメンバーは、きちんと理解しなくてはいけない」

患者やその家族のために人生を注いでいるのだから、当然、誇らしい。

けれど、がんばっていれば、それでいいという時期は終わった、局面は変わった。大嶋は言う。

「虚無感ただよう社会に立ち向かわなくてはいけないのです。そのために、チームのメンバー一人ひとりが考えて行動し、発信していかなくてはなりません」

自死、孤独死、過労死。日本には、人間らしくない死があふれている。

だから、チーム・ブルーは、生と死に、あたたかい炎をともすのである。

「やまと」の院長、安井に聞いてみる。

チーム・ブルーって何?

「私たちはもっとよくなれる、それを信じている集団です。命の現場に踏み込ませていただくことで、自分の命の使い方を学ぶ集団です」

安井の愛読書『週刊少年ジャンプ』。連載していた『鬼滅の刃』は、家族を人間を惨殺していく鬼を倒すため、13歳の炭治郎が闘っていく物語である。

炭治郎は、どんなに苦しくてもくじけず、前向きでひたむきで、有言実行していく。そして、鬼も、もともとは人間だった。だが、複雑な事情で鬼になり、人間としての記憶を失っていく。そんな設定は、いまの日本社会に通じるところがある。

「人のことを思い、人のために闘い、社会をよくしたい。鬼滅のテーマは、チーム・ブルーに通じます」

ひとがひとを支えるから「人」という漢字になる。これは、ドラマ「3年B組金八先生」の坂本金八先生のセリフである。

われわれは人と人の間にいる。だから人は「人間」になる。だから……。

「お互いを思い、お互いによくなろうと高める。そういう関係性でしか、人間は幸せになれない。

そう考えて、チーム・ブルーは突き進んでいくのです」

熱狂的にやっているわけではない。宗教集団ではないのだ。事業体として収益も考えながら、やっている。


ブルーの意味。自分たちの目の前には青がある、空と海の青が。

生と死。その本質を考えていくことは、海深く潜《もぐ》っていくことだ。ただし、潜りっぱなしだと学者になる。社会との接点をもつため上がっていく。

上を見上げる。空は青い。自分たちはお天道《てんとう》様に顔向けできるか？　できる、堂々と、雲一点なく。

外は曇っていても、心の中は青空だ。私欲が出る、手を抜くと雲がわいてくる。

チームは全体に、そしてメンバーは自分自身にも、日々問いかける。

「おまえの心の中は、青空か？」

❖

医師、小野寺志眞の、ある日の日報より

海に行ってきました。

海につくと、海を見渡せる岬に、リクライニングの車いすに乗り、人工呼吸器をつけて文字盤で会話をする、おそらくＡＬＳであろう女性がいました。

その家族（小さな女の子、お孫さんかな？）も一緒に、キラキラ光る美しく穏やかな海を眺めていました。

在宅医療を私に教えてくれた多くの患者さんがいますが、その中でも、彼女のように進行していく神経難病とともに生きる人たちからの学びはとても大きかった。

医療機器の力を借り、まわりの人の力を借り、不自由でも、治らない病気でも、生きていくと意志を表明してその人生を生きている人たちに導かれて、いまの私がいる。

浜辺から彼女たちを見たときに、涙が出ました。

何の涙だろう？

多くの学びをいただいていることへの感謝？
その学びをいかしていくことへの責任？
どんな人でも生きていくことができる世の中であるという喜び？

私はどう生きていくのか。

その答えを、命の力強さを知らしめてくれているその人たちに自分の言葉でまだ語れない自分にも、泣けてきたのかもしれません。

安井先生に、やまとに出会えたことで自分自身が変化して、大変でも忙しくても、満たされて、楽しい日々をもたらしていただいていること、本当に感謝しています。

でも、もう、感謝とか言っている場合ではなく、ＴＥＡＭ ＢＬＵＥの在宅医療の現場から、世の中を変えにいかないと。

安井先生について行ったら見たことない景色が見えるかも、なーんて甘えて、うまくいかないこと、わからないことを何かのせいにしていました。

ＴＥＡＭ ＢＬＵＥで、
やまと診療所で何をなしとげたら、
世の中がどのように変化したら、
その変化（達成）を実感できたら、

私はやりたいことができたと、
満足のいく仕事ができたと、
私らしい生き方ができていると、そう心から思ってTEAMを去れるのか。

これは以前から安井先生に問われていたことですが、ようやくこの日、咀嚼《そしゃく》できました。この問いの答えを自分の言葉にするために、TEAM BLUEをみんなで実現するために、みなで日々セッションをしていきたいです。そしてそのセッションを通して、もっと大きなビジョンや視座を上げるためのイメージを共有していきたいです。

（筆者注：一部削りました）

◇

安井とともにメンバーたちを鼓舞《こぶ》してきたCOO、清水雅大にも聞いた。

チーム・ブルーって何？

「イメージは、大荒れの海をゆく、多くの人がこぐ船です。行く先は決まっている。そこには青空がある。だから、こぎ手は懸命にこいでいる」

疲れたこぎ手がいたら、ちょっと休め、と声をかける。その分、みんなでカバーする。

どうする、もうやめる？

いや、やめない。私たちは決めたんだ、こぎつづけるって。

こぎ手が増えれば増えるだけ、船のスピードは速くなる。

◇

ある内勤スタッフの日報

先月、祖母が施設に入居した。

離れて暮らす母方の祖母だ。

身体は健康でひとりで動けるのだが、今年に入ってから認知症が驚くほど急激に進行し、体はやせ細っていた。

唯一同居している祖父は、介護と家事に追われ、祖母に対し怒鳴り声で暴言を吐くようになっていった。

親戚が交代で介護をしに行ったり、デイサービスに通ったりと環境の変化もさせてみたが、認知症は進む一方で、祖父の疲労も改善できなかった。

「このままだと手を出してしまいそうだから、施設に入れてほしい」

私たちにそう伝えた祖父を、冷たいとは思えなかった。祖父なりの愛とやさしさだったと思う。

「施設に入れるしかない」「もう家で暮らすことは絶対にできない」

入居が決まったあと、母は何度もそう言った。

だから私も何度も言った。

「できないことはない、ぜったいなんてない」「本当に家にいたいなら方法はあると思う」

やまとに入って、カルテを通してだとしても、たくさんの患者様を見て、感じてきたことをただ伝えつづけた。

母が苦しんでいるのは感じていた。

どこかで〝実母を施設に入れるなんて〟という負い目を感じていたのではないかと思う。だからこそ、〝家で暮らすことは不可能だ〟と自分に言い聞かせているように見えた。

私はそこまで感じていながら、母が口にしている〝家で暮らすことは不可能だ〟という言葉だけに対して〝不可能ではない〟と否定の言葉を伝えつづけていた。

施設に入居の日、自宅を出発するときに何かを感じた祖母は、涙を流していた。私が誰かもわからなくなっていたのに、私の前に来て、「ごめんね」と言った。

その日から何度も、ごめんねと言った祖母の顔が頭に浮かび、涙が止まらなくなった。

私のこの涙の理由はなんだ。この苦しさの理由はなんだと必死に考えた。

相手の心情を感じながら、寄り添うことをしないどころか、苦しめるとわかっていて言葉をぶつけつづけた自分に、とことん嫌気がさした。

自宅にいたいという祖母の強い願いをかなえられなかった悔しさ、大好きな祖母を悲しい顔にさせ、謝らせてしまった悔しさが込み上げていた。

そう思うと気づいたことがあった。

この涙は、自分のための涙だった。

いま私は、祖母のために、母のために、何かできないかと感じている。この涙は、いらないのかもしれない。

そんなふうに冷静な思考になると、嘘みたいに涙が止まった。

いま何ができるのか考えた。

①母親にふだんから仕事の話をする。寄り添う。
母に仕事の話をすることを少し避けてきた。これからは、日常のささいなことや、日々の業務、仕事をしていて感じたことなど、ふだんから積極的に話していく。

そして、母からも自分の気持ちを話してくれるような関係を築きたい。


【いままず実行していること】

•一日一会話！　起きる時間を母に合わせて早くして、あいさつだけでも声をかける。

•夜にリビングへの出没時間をつくり、話しかける。採用サイトを初めて見せて、私がかかわったところを話したりしてみた。

②自分の論破癖《ろんぱへき》（清水さんの表現）と向き合い、相手に寄り添うコミュニケーションの方法を習得する。
〝不可能ではない〟と私が母に伝えつづけた言葉は、事実か、正論かもしれない。それでも、母

が発している言葉のみに返事をするのではなく、母の表情や状況から感じとった気持ちに寄り添って、言葉をかけたらよかった。

話しているときの私の心は、〝自分の考えを理解してもらおう〟ですらなく、〝自分の意見を押し通そう〟としていただけだった。

まずは相手の気持ちに寄り添って、相手の考えていることや伝えようとしていることを理解したい。

その次に、相手の心に届く言葉で、私の気持ちも伝えられたらいいなと思う。


【いままず実行していること（仕事も普段も）】
- 〝～するべきだ〟という言葉を使うのをやめてみる。
- 相手の話を聞いたとき、自分の意見で返すのではなく、まずは相手の意見に対しての質問で返す。

③祖母と祖父に会いに行く。
きっと祖母はもう私を忘れているから、自己満足かもしれない。それでも、ごめんねと謝らせることはもうしたくないから、愛と感謝をいっぱい伝える。

それがいまの祖母を大切にするということになるのではないか。（現在、コロナで面会ＮＧ。未達成）

たとえ最期の１日、１時間だとしても、お家に帰る選択肢があるということを、私は知っている。何もできなかったと嘆くのではなく、最後の最後まで、お家に帰る選択肢を私自身が持ちつづけ、ＴＢにいる強みを存分に生かしていこう。（宮下しおり）

医療事務担当の日報

「保険証」に、うるうるさせられた話。

いつも診療費を算定するとき、行為備考欄だけではなく、カルテに記載されている診療録のすべてや、前後に書いてあるメモなどにもすべて目を通して、算定漏れが起きないようにしている。

在宅医療でレセプトの仕事をしていると、患者さんはもちろん、家族ですら直接お目にかかる機会はほとんどない。

なので、カルテに記載してある会話の内容などから勝手に、自分の中でその患者さんのイメージ像が出来上がっていることがあって、突如、顔写真がアップされたりすると、

「思ってたイメージとぜんぜん違ったじゃん！」

と、ほっこりすることがある。

先月、私はMさんの算定をしていた。

朝の会での情報によると、Mさんはがんの末期で、でもまだ若くて、でも余命も長くなくて、でも本人は仕事に復帰すると言っている、とのこと。

〈がんの末期でも、仕事に行こう、という気持ちがある、まだ元気な人なのかな？〉

私は想像した。

カルテを読んでいると、「仕事に復帰するの」、という言葉が書いてあった。

だけど、その言葉といっしょにアップされていたMさんの写真は……、〝仕事に復帰する〟という〝心〟とは完全に逆の方向に進んでしまった〝体〟患者さんと接する機会のない私にとって、とても衝撃的な写真だった。

それから数日して、Mさんの保険証がアップされた。その保険証を見て、私は心がジーンとしてしまった。

なぜなら、Mさんの保険証の資格取得日が、昭和60年だったからだ。

Mさんが持っている社会保険証における資格取得日とは、例外はあるものの、たいていの場合は、その会社への【入社年月日】であることが多い。

だとすると、Mさんは、昭和60年から、かれこれ30年以上、同じ会社に勤続していることになる。

年齢から逆算すると、おそらく新卒くらいから、ずーっとずっと、同じ会社に勤務していたことになる。

平成30年ですらなお、男女平等ランキングが下から数えたほうが早い。

そんな日本において、女性であるMさんが、30年以上も、絶え間なく同じ会社で働きつづけたという歴史の背景に、どんな心労や苦労、努力があったのだろうか。いろいろと想像してしまって、ジーンとしてしまった。

だから、最期が近いかもしれないときですら、「仕事に復帰するの」と話す、Mさんの言葉には、並々ならぬ、仕事に対する強い思いが込められていたのだと、思った。

断片的な情報を自分の想像で結びつけて発信するのは、自分の価値観を押しつけるようで迷ったのですが、ふだんなんとなく目にしている「保険証」に並んでいるただの数字、「資格取得日」に、こんなに考えさせられ、心を動かされた経験は初めてだったので、
やまと診療所に入社して早6カ月、初めての〝共有〟をしてみよう、と思いました。

（中川さゆり）

ある理学療法士の日報

2週間前までの私はスタッフとの対話を恐れていた。否定を恐れ、コミュニケーションの場を避けていた。

プイッとした態度をとっていた。

「なぜ私はこんな態度をとってしまうのか」「何が私をそうさせているのか」。約1カ月考えつづけ、いまも考えている。

一つ浮かんでいるのが「同じ景色を見ていないのではないか」である。

人それぞれ、考え方やアプローチの「違い」があって当然だ。その「違い」があっても、最終的

Ｇｏａｌ（景色）はスタッフみな、同じであると、「やまとのスタッフ」であるがゆえに先入観をもっていた。

対話をしているうちに、ある時期を過ぎると「あれ？」「ん?!」と違和感というより、悲しくなる否定されているような、とりあえずマイナス思考になるばかりだった。

内部同士でもｇｏａｌ（思い）の違いがあれば、すれ違いが起こってくる。

われわれの強みの一つは「連携のとりやすさ」であると思っていた。でも、外部（他事業所・地域）とでも十分にコミュニケーションがとれ、同じｇｏａｌを見て動けているケースも多くある。

強みは「連携のとりやすさ」ではない。

われわれはもっとよくなれる。

大切なのは連携の方法（手段）ではなく、同じ思いをもっているか、それが共有できているか、対話できているか、すり合わせができているかである。

単純なのに難しい。

改めて気づく。

（坂本祐理）

（筆者注：一部修正。「おうちにかえろう。病院」では、リハビリが大切になる。２０２０年末現在、リハビリ担当は10名ほどになっている）

❖　❖　❖

この本では、チーム・ブルーの外にいる人たちに何人もご登場いただきました。その面々を見てもわかりますが、チーム・ブルーは、歩みを止めることはありません。

その最大の証拠が、あります。

人気の医療ドラマふうに紹介します。

たとえば、この男。フリーランス。

群れを嫌い、安住を嫌い、束縛を嫌う。ライセンスはないけれど、50回を超える起業で身につけた勘所《かんどころ》だけが彼の武器。

新規事業仕掛け人、守屋実。またの名を、

「ミスター・スタートアップ」

もっとも、

「私、失敗してきました。その教訓を糧にしています」

１９６９年生まれ、埼玉出身。大学を卒業後、企業で、自分自身で、ひたすら新規事業を手がけたり起業したりしてきました。

あるベンチャーの経営に参画し、東証一部上場企業にまで育てる。副社長にまでなったのに、あっさり退任、いまは契約社員。

宇宙関係の会社、鉄道関係の会社……、10を超える会社の役員だったり、契約社員だったり。

「やまと」の安井、清水らと、守屋は、月に1回は会ってきました。ホテルのビュッフェで、新型コロナのときはオンラインで。

安井や清水らのアイデアに、経験を生かしてアドバイスする。病院の先に何か新しいプロジェクトが生まれたとき、守屋の力が生きるだろう。

「チーム・ブルーは、人間の思いと思いとのかけ算の場です。当然、あらたな課題を見つけ、解決への発想が出てきます。そのとき、どうするでしょう？」

多くの人、企業が共鳴してくれます。

だから、もちろん答えは一つ。

やる！　やらない理由はない。

それが、チーム・ブルーだ。

エピローグ――広がれ焔

東京は高田馬場。そこを拠点に、「ゆみのハートクリニック」を東京で2カ所、「のぞみハートクリニック」を大阪市で一カ所、展開しているところがある。

「医療法人社団　ゆみの」

「やまと」とお互いに見学し合う仲だ。

最高経営責任者の堀部秀夫（1977年生まれ）は、「やまと」について、こう評価する。

「やまとさんはビジョンがわかりやすく、そして実践されている。言語化能力が高く、患者さんやご家族が安心できるように説明されていますね」

この本で描いたように、研修やストーリーを描かなくてはならない日報書き、の成果だ。

情報交換したり、意見交換したり。お互いに切磋琢磨《せっさたくま》することが、世の中に在宅医療という分野を広げることとなる。

「ゆみの」で力を入れている在宅は、循環器疾患、とくに心不全である。

「心臓の病気って、怖いイメージがあると思います」

全身に血液を送っている心臓。それは、心臓自身にも、大きな血管で血液を送っている。その血管が詰まってしまう。

とつぜん来たぞ、心筋梗塞が。たいへんだ！

救急車が呼ばれ、病院に運ばれて手術となる。

昔は、そのまま亡くなる人も多かった。だが、いまは、多くの人が助かるようになっているという。医療技術や医療機器の進化、ＡＥＤ（自動体外式除細動器）の整備、そして、救急隊のみなさんの体制強化と病院との連携。そういった総合力のたまものだ。

それは、すばらしいことである。

けれど、つづきがある。

しばらく入院して退院。社会復帰していく。けれど、治ったとはいえ、心臓は傷ついている。年齢とともに、心臓の機能の落ち方が速くなることが多い。そして、また救急車で病院に運ばれて治療、しばらく入院して退院する。心臓の機能が落ちて、また病院へ。

その繰り返しになる。そして、家族は、不安な日々を送る。

自分の家で定期的に診てもらえたら安心だ。

病院側としても歓迎だ。日々、病院でしかできない先進的な治療が必要な人のために病床をあけておきたい。だから、在宅で診てもらえるに越したことは、ない。

若い人が、心臓移植を待っている。何日も、ではすまない。何年も何年も待つ、ということさえある。

たしかに心臓には問題がある。でも、頭は冴え、仕事や勉強への意欲は満ち、自分で行動もできる。そんな若者が、病院のベッドにずーーーっといるのは不幸だ。移植の日が来るまで家で診てあげられたら、その若者の人生は、どれだけ豊かになるだろう。

だから、心臓の在宅医療が必要なのだ。

「そして、この在宅医療は、がんや認知症同様に、またはそれ以上に、患者さんとご家族に寄り添う必要があります」

心不全は悪化と改善を繰り返しながら、徐々に悪くなる。だから、患者さんの人生の終わりを見通すことが難しいのだそうだ。

ゴールのないマラソン。

だからこそ、いつ訪れるかわからないその日まで伴走してくれる人が必要なのだ。それが、心臓の在宅医療である。

◇

福井市にある「オレンジホームケアクリニック」。ここには、「医療クラーク」と呼ばれるスタッフがいる。副院長の西出真悟(1982年生まれ)は、語る。

「『やまと』さんの在宅医療PAと、ほぼ同じと考えてください」

「やまと」を見学したとき、思ったことがあるという。

「医療の世界にはヒエラルキーがあり、トップにいる医師の指示に従うというのが一般的です。『やまと』さんは違った」

医師、看護師、PA、事務スタッフ。すべて専門職であり、パートナー。それが「やまと」だ。

「口で言うほど簡単ではないんです。いや、難しい。尊敬し合い、意見も言い合うことが当然だという文化にしている。すばらしいです」

そう言う西出だが、「オレンジ」も、またユニークだ。さまざまな職種のスタッフがいるのだ。

「医師、歯科医師、看護師、社会福祉士、薬剤師、理学・作業療法士、言語聴覚士、心理士、栄養士、保育士、医療事務スタッフ、そして、臨床宗教師」

臨床宗教師って何ですか？

「簡単に言うと、お坊さんです」

病気に苦しむ中で、こう考えてしまう患者がいる。

自分はなぜ存在しているんだ？

死んでいく自分の人生は、意味のないものだったんじゃないか？

そんなときこそ、臨床宗教師の出番だ。

社会福祉士や心理士がなぜいるのか。

たとえば、がん末期の女性がいたとする。その家には、引きこもりの息子がいた。女性は心配だった。

〈私が死んだら、息子はどうなるの?〉

息子への心配で、体の痛みが増していく。いちばん効果があるのは、息子の社会復帰への道筋を描くことだ。

いろいろな資格をもつスタッフが、クリニックの外にいる専門家たちと協力して引きこもりの解消に向けて動く。母親の苦悩や喜び、人生について傾聴する。女性の心配が少しずつでも消えていく。すると、体の痛みが和らぐ。薬以上に効く。

地域にいる人たちが手と手を取り合えば、医療ができる限界は乗り越えられる。在宅医療の現場には、さまざまな困りごとが集まる。困りごとを少しでも解決することが、患者の苦しみを和らげることにつながるのだ。

「オレンジ」には、障がい児施設がある。日本は世界でいちばん赤ちゃんが死なない国、といわれる。

NICU(新生児集中治療室)から出られてよかったですね、お母さんお父さん、あとはがんばってくださいね。

「それじゃあダメだと気づきました。障がいがある子どもたちに寄り添い、成長の手助けをする。そんな場所が必要です」

「オレンジ」は、カフェも経営している。地域の人たちを健康にするためだ。健康を阻害する大きな原因は、孤独、である。薬では、孤独を解消できない。人とのつながりを実感することで孤独感は消えていく。

気軽に行けて、おいしく飲食できる場をつくって来てもらう。カフェの中には、客として、子どもたちもいれば、学生もいる。若者がいる。カフェの店員の中には、コミュニティナースがいる。お客さんと気軽に話し、その自然な流れの中で健康など悩みの相談にのる。

「カフェ自体が直接、健康に寄与するわけではありません。『おいしい』、『楽しい』、『おしゃれ』で行きたくなる場所にすること。そして、会話の量を増やせることが大切なのだと思っています」

西出たちには、合言葉がある。

ゼロヒャク。

ゼロ歳から100歳まで、在宅医療は、地域にいるすべての人が対象だという意味だ。

「地域にいるすべての人が、生まれてきた子どもたちが、ハッピーに暮らせる地域を、私たちはつくります」

3657万人。

これは、2025年の65歳以上の高齢者数の推計である。2042年には3878万人でピークを迎えると予測されている。75歳以上の高齢者だと、2025年には2000万人を超え、2055年には2401万人、全人口の26・1%。つまり、4人に1人以上が75歳以上になるとの推計がある。

そして、多くが自宅で療養したい、最期は自宅で迎えたいと希望している。

「オレンジ」の西出は、2017年と19年に、厚生労働省に出向したことがある。

「希望調査をすると、毎回、6、7割の方が『家で亡くなりたい』と言います。でも、実際に家で看取られる人の割合は約2割、あとの約8割は病院や施設という現実があります」

希望と現実のギャップ。

厚労省に出てみて思ったことがある、と西出。

「民間の医療機関が、小さくてもいいから在宅医療と地域医療の成功例をつくることが大事なんだと」

「やまと診療所」も、成功例の一つである。全国から見学者が絶えない。見学理由は、在宅医療PAの仕組みを知りたいから。見学したあとの感想は、「PAをつづけることはたいへんだ」「自分の診療所ではムリだ」となることが多い。

それでもかまわないと、「やまと」は見学者を受け入れる。成功例があるという情報を少しでも広げることが大切だと考えるから。

いまは、在宅医療は点在しているにすぎない。けれど、それが線となり、面となれば、世の中の光景は変わる。

「やまと診療所」は止まらない。

チーム・ブルーは世の中に、ふりまく。愛を、涙を。そして「あたたかい死」を。

あとがき

前略。

愛すべき「やまとの諸君」、「やまと」に協力している同志のみなさま。

この本を書くために、わたくしは……。

質問攻めにしてしまいました。看取りをしてきたばかりとは知らずに。

酒を酌み交わさせていただきました。わたしくしの感動を伝えたくて。同志と認めてもらいたくて。

その契りを交わしたくて。

みなさんと話をして、あらためて思いました。人は誰もが、多くの死と向き合わなくてはならないのですね。それは宿命なのですね。

この原稿を書いている段階で、わたくしは57歳。たしかに多くの死を見てきました。

身内の死、友だちの死、同期の死、先輩の死、後輩の死。たまたま巡り合った死。

大往生の死、あまりにも若すぎる死。

我が生涯に一片《いっぺん》の悔いなし、の死。やり残したことがあると言いながらの、無念の死。

人のために犠牲になった死。

組織を守るための死。

大企業や銀行に追いこまれての死……。

切りがありません。

かずかずの葬儀に出てきました。

もっと生きてほしかったよ。残された遺族のこと、心配だろうな。闘病、よくがんばったな。これまで、ありがとう。無念だったでしょうね。

そんなふうに思って、棺に花をたむけてきました。でも、わたくしは、こうも思ってきました。

オレは生きるから。

1963年11月20日。これは、わたくしの誕生日です。その2日後、米国のケネディ大統領がダラスで暗殺されました。「ケネディが死ぬ2日前に生まれた」。わたくしは、これを自己紹介するときのネタにしてきました。

1985年の夏。日航ジャンボ機が墜落しました。死者520人という、世界最悪の航空機事故です。大学4年生だったわたくし、情けないことに、心配したのは、日本航空への就職が内定していた友人のことでした。

おそらく、亡くなった人数を単なるデータとして、とらえてしまっていたのだと思います。つまり……。

すべては「他人《ひと》ごとの死」

1986年、わたくしは、新聞社に入社しました。配属は、鹿児島。そこで、警察まわり、いわゆる事件記者をしました。

警察の人たちに、こんな質問をしました。

ことが起こると、

「これ、殺しですか？」

殺しだと、新聞で大きく扱われます。心が躍ります。亡くなった方を敬《うやま》う心、みじんもありません。サイテー野郎です。仕事のネタとして考えてしまっていたのです。

ここでも死は、他人ごとでした。

阪神・淡路大震災、東日本大震災。亡くなった方の遺族に話を聞きました。悲しみを乗り越える姿に感動しました。

けれど、それでも、死は他人ごとでした。

時は流れていきます。

医療の取材経験、ほぼゼロ。そんなわたくしに、知人が言うのです。

「板橋にあるクリニックのこと知ってる？　感動すること間違いなし」

「忙しいから」と、放っておきました。その知人が、また言うのです。

「行く価値がある。人生の糧になる」

ほんとかなー。半信半疑でしたが、行くことにしました。

東京都板橋区は東新町。

そこに「やまと診療所」の事務所があります。院長の安井さんが出てきました。医者だから、きっと難しいことを言うんだろうな、とわたくしは身構えました。

熱さと鋭さと、そしてやさしい笑顔と。

コロナ禍でしたが、患者宅の巡回に同行させていただきました。

これは、しっかり取材しなければ。

何度も何度も診療所に足を運ばせていただき、スタッフのみなさんに話を聞きました。

「やまと」のみなさんは日々、命が消える瞬間に立ち会っています。しかも、瞬間に立ち会う資格を得るために、研修を重ね、考えることをやめずに切磋琢磨していました。

その姿に、わたくしは引きつけられました。記者のはしくれとして感動したのは、次のことでした。

一つひとつの死には、それぞれのストーリーがある。それを拾い上げる。

そうか！　と思いました。わたくしには、ストーリーがあるという視点が乏しかったのだと痛感しました。

診療所の外の話も聞かなくてはと、訪問看護ステーションを訪ねました。

「在宅療養支援ステーション楓《かえで》の風　高島平」

「やまと」と連携しているところです。

そこの所長で看護師の松井恵美子さん。彼女は、ある若い男性患者の話をしてくれました。

「最期が近づいていました。でも、患者さん本人と奥さんが、旅行に行きたいと言うのです」

誰が見ても、ムリでした。けれど、夫婦は、とにかく行きたいと言うのです。

「やまとさんと協力して、熱海旅行をしてもらいました。ふたりの笑顔を見て、これが在宅医療、訪問看護の仕事なんだと痛感しました」

その1週間後、男性は旅立ったそうです。

ストーリーを、思いを拾い上げる大切さを、わたくしは痛感いたしました。

新型コロナウイルスが広がり、世界中で多くの方が亡くなっています。ニュースは、医療崩壊を指摘しています。

けれど、国のエラい人たちの行動は鈍い。なぜなのか、考えました。

それは死者数という無機質な数字でしかとらえていないからではないでしょうか。

その一人、一人、亡くなるまでの人生ドラマがあったはず。でも、そのストーリーは消え去り、ただの数字に……。残念でなりません。

院長の安井さんに、こんなことを聞かれました。

「あと2年で自分は死ぬと考えてください。何をしますか?」

札幌で建設会社をいとなむ社長のことを思い出しました。彼は、かならず死にゆく病にかかっています。２０１９年、彼は余命３年と宣告されました。この本を書いている２０２０年は、計算上、余命2年です。

彼は、奥さんや社員に車いすを押してもらい、全国の刑務所をまわっています。そして、受刑者と面接、希望者に「出所したら、うちへ来てください、採用内定です」と言うのです。日々不自由になる言葉を、一つひとつひねり出しながら。

自分は死ぬ。そのとき、人は自分のためではなく、人のため、社会のために動くのですね。

この本の原稿を書いているとき、わたくしはブルース・リーの「死亡遊戯《ゆうぎ》」のエンディングテーマを、繰り返し繰り返し聞いていました。２０２０年12月。ジョン・レノンの死去40年を特集するテレビを見ながら、書きました。小松の親分さんこと、小松政夫さんの訃報を聞きました。「しらけ鳥飛んでゆく」、とやったけど、ご自分はしらけるどころか、熱い人やったろうもん。

医療法人社団　焰。

チーム・ブルーのみなさんは、人の死を数字にしてしまうのではなく、ストーリーとして残していこうとしています。愛と悲しみと考え抜く力に、思いを言語化する力をプラスして。

この本は、２０２０年５月に『朝日新聞』（夕刊）でおこなった連載をもとに、追加取材、再構成して大幅加筆したものです。

世の中には、「他人ごとの死」があふれています。新型コロナで、志村けんさんが亡くなりました。岡江久美子さんが逝きました。好きだった俳優さんたちが、みずから命を絶ってしまいました。でも、世の中は、「ショックーッ」とか言うだけで、終わりです。

言葉の暴力も、ネットの世界では、相変わらずです。自分より弱い者を見つけて、ＳＮＳでたたきのめしています。

生まれた瞬間から死に近づいている。自分も死ぬ。そう考えたら、あなたは、人の死を、「わたしには関係ない」と片づけられますか。弱い者たちをたたきができますか？

あなたの心に、愛と優しさの炎をともしませんか？

チーム・ブルーのみなさんは、そう、あなたに問いかけているのです。

という理解でいいだろうか、「やまとの諸君」。

早々

生と死を考えはじめた「ひよっこ」より

著者
中島　隆（なかじま　たかし）
朝日新聞編集委員。福岡生まれ，千葉育ち。大学時代は応援部リーダーとして学ランの日々。1986年，朝日新聞社入社。おもに経済部畑を歩み，2012年4月から現職。著書に，『魂の中小企業』（朝日新聞出版，2009年），『塗魂』（論創社，2016年），『ろう者の祈り』（朝日新聞出版，2017年），など。

DTP　岡田グラフ
装幀　鈴木 衛（東京図鑑）
写真提供　TEAM BLUE　中島隆

チーム・ブルーの挑戦
――命と向き合う「やまと診療所」の物語

2021年2月15日　第1刷発行

定価はカバーに
表示してあります

著　者　中島　隆
発行者　中川　進

〒113-0033　東京都文京区本郷2-27-16
発行所　株式会社　大月書店
印刷　三晃印刷
製本　中永製本
電話（代表）03-3813-4651　FAX 03-3813-4656　振替00130-7-16387
http://www.otsukishoten.co.jp/

©The Asahi Shimbun Company 2021

本書の内容の一部あるいは全部を無断で複写複製（コピー）することは法律で認められた場合を除き、著作者および出版社の権利の侵害となりますので、その場合にはあらかじめ小社あて許諾を求めてください

ISBN978-4-272-36096-3　C0047　Printed in Japan

誰でも安心できる医療保障へ
皆保険50年目の岐路

二宮厚美・福祉国家構想研究会編　四六判二四〇頁　本体一九〇〇円

公教育の無償性を実現する
教育財政法の再構築

世取山洋介・福祉国家構想研究会編　四六判五二〇頁　本体二九〇〇円

失業・半失業者が暮らせる制度の構築
雇用崩壊からの脱却

後藤道夫・布川日佐史・福祉国家構想研究会編　四六判二八〇頁　本体二二〇〇円

福祉国家型財政への転換
危機を打開する真の道筋

二宮厚美・福祉国家構想研究会編　四六判三二〇頁　本体二四〇〇円

大月書店刊
価格税別

老後不安社会からの転換
介護保険から高齢者ケア保障へ
岡﨑祐司・福祉国家構想研究会編
四六判四〇〇頁
本体二四〇〇円

安倍医療改革と皆保険体制の解体
成長戦略が医療保障を掘り崩す
岡﨑・中村・横山・福祉国家構想研究会編
四六判二一六頁
本体一八〇〇円

死の自己決定権のゆくえ
尊厳死・「無益な治療」論・臓器移植
児玉真美著
四六判二三二頁
本体一八〇〇円

生きたかった
相模原障害者殺傷事件が問いかけるもの
藤井克徳・池上洋通・石川満・井上英夫編
A5判一六〇頁
本体一四〇〇円

大月書店刊
価格税別

私たちはふつうに老いることができない
高齢化する障害者家族
児玉真美著
四六判二〇八頁
本体一八〇〇円

いのちを選ばないで
やまゆり園事件が問う優生思想と人権
藤井克徳・池上洋通
石川満・井上英夫編
A5判二〇八頁
本体一六〇〇円

この国の不寛容の果てに
相模原事件と私たちの時代
雨宮処凛編著
四六判二七二頁
本体一六〇〇円

貧困の〈隠され方〉
不可視化の力学を読む
唯物論研究協会編
A5判二五六頁
本体三五〇〇円

大月書店刊
価格税別